REIZDARM

REIZDARM

SYMPTOME VERSTEHEN · THERAPIE ENTWICKELN · BESCHWERDEFREI LEBEN

Prof. Dr. med. Martin Storr

ZUCKSCHWERDT

Sich zu informieren ist der erste Schritt zur Beschwerdefreiheit

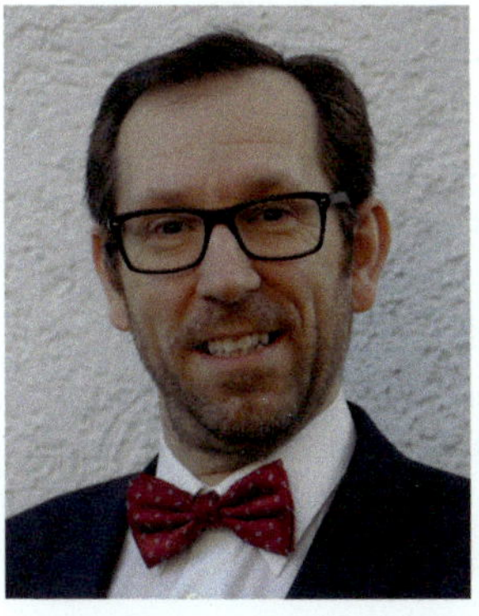

Der kanadische Arzt William Grant Thompson hat seine Vorträge vor Ärzten und Patienten zum Thema Reizdarmsyndrom gerne mit folgender Aussage eingeleitet: „Außer dem Wetter gibt es kein Thema, über das so uninformiert gesprochen wird, wie über die Darmfunktion." Vierzig Jahre später ist diese Bemerkung unverändert richtig.

Wir alle interpretieren und spekulieren über unsere Darmfunktionen, bisweilen amüsieren wir uns auch, wie es uns eben gerade passt und das ist auch gut so. Es gibt nur wenige Gründe, sich intensiver mit unseren Darmfunktionen zu beschäftigen, solange alles gut oder zumindest akzeptabel funktioniert.

Bei Patienten mit einem Reizdarmsyndrom funktioniert es aber nicht mehr so gut. Es rumpelt im Getriebe und die Funktionsstörungen im Darm verursachen Symptome. Angefangen vom gelegentlichen Darmgrummeln bis hin zu Symptomen, die die Lebensqualität beeinträchtigen und sogar die Arbeitsfähigkeit beeinflussen können. In dieser Situation ist fundierte Information wichtig und eine Anleitung durch das Labyrinth der aufkommenden Fragen und der vermeintlichen Antworten dringend nötig. So wie es William Grant Thompson vor 40 Jahren schon angemerkt hat, ist es aber auch heute noch schwierig, sich richtig zu informieren. Die Fülle der erhältlichen Informationen ist enorm.

Worunter leide ich und was ist das Reizdarmsyndrom? Wie soll ich mich in all diesen Informationen zurechtfinden? Welche Information ist für mich die richtige?

Internetforen sind voll von Berichten einzelner Betroffener, die Informationen widergeben, so wie diese es als richtig empfinden. Sind all die furchtbaren Berichte zutreffend? Sind die angebotenen Wundertherapien wirklich so gut? Alle diese Fragen stellen sich, sind aber für den Einzelnen ohne ausreichende Informationen nicht zu beantworten.

Aus diesem Grunde wurde dieser Patientenratgeber zum Reizdarmsyndrom verfasst. Der Ratgeber soll nicht den Arztbesuch oder eine gezielte ärztliche Therapie ersetzen. Im Gegenteil, dieser Ratgeber soll durch zusätzliche Informationen die Fülle der entstehenden Fragen beantworten, damit sich jeder Patient mit einem Reizdarmsyndrom gezielt belesen kann. Dabei orientiert sich dieser Ratgeber an den deutschen und den internationalen Leitlinien zur Diagnostik und Behandlung des Reizdarmsyndroms. Es werden schulmedizinische und komplementärmedizinische Verfahren diskutiert und deren Einsatz beim Reizdarmsyndrom vorgestellt. Auch der Einfluss der Ernährung beim Reizdarmsyndrom wird detailliert besprochen.

Ein Ratgeber wie dieser lebt übrigens von Anregungen, Kommentaren und Verbesserungsvorschlägen der Leser. Damit Ihre Kommentare auch dort ankommen, wo sie etwas bewegen können, habe ich eine E-Mail-Adresse eingerichtet und freue mich über Ihre Anregungen.

Ich wünsche Ihnen nun viel Freude beim Lesen des Ratgebers und hoffe, Ihre wichtigsten Fragen beantworten zu können.

München im September 2020

Prof. Dr. med. Martin Storr

Kontakt zum Autor: reizdarm@gmx.net

Inhalt

Reizdarmsyndrom
... was ist das? 1
Was ist das Reizdarmsyndrom? 2
Ist das Reizdarmsyndrom eine Erkrankung? 3
Wie häufig ist das Reizdarmsyndrom? 4
Wen betrifft das Reizdarmsyndrom? 5
Gibt es begleitende Magen-Darm-Erkrankungen? 5
Gibt es noch andere begleitende Erkrankungen? 6
Was kann ich machen, wenn mein Kind ein Reizdarmsyndrom hat? 7

Reizdarmsyndrom
Wie funktioniert unser Darm? 9
Der Verdauungstrakt 10
Was passiert in Mund, Rachen und Speiseröhre? 11
Welche Funktion hat der Magen? 11
Aus welchen Abschnitten besteht der Darm? 12
Was sind die Funktionen des Darmes? 13
Wie ist der Darm aufgebaut? 13
Was ist die Darmflora? 15
Welche Funktionen hat die Darmflora? 16
Wie werden die Darmfunktionen koordiniert? 18
Was passiert, wenn der Darm nicht funktioniert, wie er sollte? 19

Reizdarmsyndrom
Symptome 21
Was sind funktionelle Magen-Darm-Erkrankungen? 22
Was sind die Symptome des Reizdarmsyndroms? 23
Verstopfung beim Reizdarmsyndrom 24
Durchfall beim Reizdarmsyndrom 24
Verstopfung und Durchfall im Wechsel 25

Bauchschmerzen beim Reizdarmsyndrom ... 25
Blähungen/Flatulenz beim Reizdarmsyndrom ... 26
Wie oft treten die Symptome auf? ... 26
Was ist der Unterschied zwischen dem Reizdarmsyndrom und anderen Erkrankungen, die mit Bauchschmerzen einhergehen? ... 27
Was sind die Rom-Kriterien? ... 27
Ab wann weist ein Symptom auf eine Krankheit hin? ... 29

Reizdarmsyndrom
Was sind die Ursachen? ... 31
Woran kann es liegen, dass es zu einem Reizdarmsyndrom kommt? ... 32
Welche Rolle spielt die Motilität? ... 32
Was ist die viszerale Hypersensitivität? ... 33
Gibt es genetische Ursachen? ... 35
Gibt es Umweltfaktoren, die die Erkrankung auslösen oder beeinflussen? ... 36
Können Medikamente an der Erkrankung schuld sein? ... 36
Kann eine Erkrankung in der Vergangenheit das Reizdarmsyndrom verursachen? ... 37
Was ist das postinfektiöse Reizdarmsyndrom? ... 38
Was passierte im Mai 2000 in Walkerton? ... 39
Was sind Triggerfaktoren? ... 39

Reizdarmsyndrom
Psychiatrische Erkrankungen ... 41
Sind psychiatrische Erkrankungen Krankheitsursache oder Krankheitsauslöser? ... 42
Können Psychopharmaka die Symptome des Reizdarmsyndroms beeinflussen? ... 42

Reizdarmsyndrom
... und Zusammenleben ... 45
Krankheitsverständnis in der Familie und bei Freunden ... 46
Wie verhalte ich mich als Angehöriger richtig? ... 46
Wie verhalte ich mich anderen gegenüber? ... 47
Schwanken die Symptome im Menstruationszyklus? ... 47
Beeinflusst das Reizdarmsyndrom das Sexualleben? ... 48
Kann ich mit einem Reizdarmsyndrom schwanger werden? ... 48

Reizdarmsyndrom bei Schwangeren 49
Wirkt sich das Reizdarmsyndrom auf das Kind aus? 49
Ist das Reizdarmsyndrom vererbbar? 49
Wie wirkt sich die Schwangerschaft auf mein Reizdarmsyndrom aus? 50
Kann ich meine Medikamente in der Schwangerschaft weiter einnehmen und was muss ich beachten, wenn ich schwanger werde? 50
Darf ich stillen? 51
Wird das Reizdarmsyndrom im höheren Alter anders diagnostiziert und behandelt? 51
Wird meine Lebenszeit aufgrund der Reizdarmerkrankung reduziert? 53
Ist das Reizdarmsyndrom eine Behinderung? 53

Reizdarmsyndrom
Diagnose 55
Wie wichtig ist das ärztliche Gespräch? 56
Was ist die Bristol-Stuhlformenskala? 57
Wie wird ein Reizdarmsyndrom diagnostiziert? 57
Müssen Blutuntersuchungen gemacht werden? 58
Wird auch mein Stuhl untersucht? 58
Werden weitere Untersuchungen benötigt? 59
Was ist eine Darmspiegelung? 59
Kann der Dünndarm auch untersucht werden? 63
Was kann die Kapsel noch messen? 63
Brauche ich auch eine Magenspiegelung? 64
Welche Blutuntersuchungen sind erforderlich? 65
Sind Urinuntersuchungen erforderlich? 65
Was ist eine Ultraschalluntersuchung? 65
Sollten Röntgenuntersuchungen angeordnet werden? 66
Welche Stuhluntersuchungen können durchgeführt werden? 68
Was sind Atemtests? 68
Was ist Helicobacter pylori? 69
Was ist ein Magenentleerungstest? 70
Braucht es noch weitere Untersuchungen? 71
Gibt es Untersuchungen, die nicht durchgeführt werden sollten? 71
Sollen die Untersuchungen regelmäßig wiederholt werden? 72

Reizdarmsyndrom

Erkrankungen mit ähnlichen Symptomen 73
Gibt es Erkrankungen mit ähnlichen Symptomen? 74
Was ist eine Zöliakie? 74
Was ist eine Glutensensitivität? 75
Was ist eine Laktoseintoleranz? 76
Was ist eine Fruktoseintoleranz? 78
Was ist eine Sorbitintoleranz? 79
Kann ich mehr als eine Nahrungsmittelintoleranz haben? 80
Was ist eine Lebensmittelallergie? 80
Was ist eine Gallensäuremalabsorption? 81
Was ist eine Bauchspeicheldrüsenentzündung? 82
Was ist eine bakterielle Fehlbesiedelung des Dünndarms? 83
Was ist eine mikroskopische Kolitis? 85
Was ist eine Gastroenteritis? 87
Was sind chronisch entzündliche Darmerkrankungen (CED)? 88
Was ist eine chronische Diarrhö? 90
Was ist eine chronische Obstipation? 91
Was ist eine Entleerungsstörung? 94
Was ist eine Beckenboden-Dysfunktion? 95
Was ist eine Divertikulose? 96
Was ist eine Divertikulitis? 97

Reizdarmsyndrom

Behandlung 99
Therapie des Reizdarmsyndroms 100
Wie wird das Reizdarmsyndrom behandelt? 100
Was versteht man unter Basistherapie? 100
„Bei mir wirken keine Medikamente" 101
Was kann die Therapie erreichen? 102
Welche Behandlungen sind zugelassen? 102
Was sind die symptomabhängigen Therapien? 103
Welche Präparate soll ich nehmen? 104
Wer sollte behandelt werden? 104
Was ist ein Leitsymptom? 105
Gibt es eine Standardtherapie? 105

Was sind Ballaststoffe? ... 107
Was ist Plantago ovata? ... 108
Was sind Probiotika? ... 108
Welche Medikamente gibt es? ... 110
Welche Wirkstoffe helfen bei Durchfall (Diarrhö)? ... 110
Welche Medikamente lösen Bauchkrämpfe und Bauchschmerzen? ... 111
Wie werden Spasmolytika eingenommen? ... 112
Wie helfen Antidepressiva? ... 113
Helfen bei Bauchschmerzen auch Standard-Schmerzmittel? ... 114
Welche Medikamente helfen bei Verstopfung? ... 114
Was ist ein Guanylatzyklase-C-Aktivator? ... 116
Welche Medikamente helfen bei Blähungen? ... 117
Können Antibiotika helfen? ... 118
Haben die Medikamente Nebenwirkungen? ... 118
Welche Arzneimittel sind wofür geeignet? ... 119
Soll ich mehrere Medikamente gleichzeitig nehmen? ... 119
Wie lange soll ich die Medikamente nehmen? ... 120
„Hilfe, meine Medikamente helfen nicht!" ... 121
Wieso hilft Pfefferminzöl? ... 121
Was ist mit Aloe vera und anderen pflanzlichen Präparaten? ... 122
Welche Medikamente werden bei Kindern empfohlen? ... 122
Gibt es noch andere Medikamente? ... 123

Reizdarmsyndrom
Komplementäre und alternative Therapien ... 125
Braucht es immer Medikamente? ... 126
Was sind komplementäre und alternative Behandlungsformen? ... 126
Was ist Traditionelle Chinesische Medizin? ... 127
Wie hilft Akupunktur bei Reizdarmsyndrom? ... 128
Was ist eine Kolon-Hydrotherapie? ... 129
Was sind Bewegungstherapien? ... 130
Psychiatrische, psychologische und psychosomatische Behandlung ... 130
Welche Behandlungsformen gibt es? ... 131
Wann ist eine Psychotherapie erforderlich? ... 131
Wann ist eine kognitive Verhaltenstherapie hilfreich? ... 132
Was ist eine Darmhypnose? ... 132

Welche Rolle spielt Stress? 133
Einfache Maßnahmen zur Stress- und Angstbewältigung 134
Wie hilft schlafen meinen Symptomen? 136
Was ist autogenes Training? 136
Was ist achtsamkeitsbasierte Stressreduktion? 137
Gibt es noch andere Entspannungstechniken? 137
Ist ein Darmfloratransfer hilfreich? 138

Reizdarmsyndrom
Ernährung 139
Kann meine Ernährung das Reizdarmsyndrom auslösen? 140
Was ist der gastrokolische Reflex? 141
Ich bin mir sicher, dass bei mir die Ernährung Symptome auslöst 142
Wie führe ich ein Tagebuch, das weiterhilft? 144
Gibt es eine spezielle Reizdarmdiät? 144
Wie soll ich mich ernähren? 145
Welche Diäten gibt es? 145
Was ist eine Nahrungsmittelunverträglichkeit? 146
Was versteht man unter einer FODMAP-Diät? 147
Welche Nahrungsmittel enthalten FODMAPs? 149
Kann mir eine FODMAP-Diät helfen? 151
Soll ich viel trinken? 154
Welche Nahrungsmittel sind empfehlenswert? 155
Soll ich Kaffee, Alkohol und Zigaretten vermeiden? 156
Welche Nahrungsergänzungen sind sinnvoll, soll ich Vitamine oder Spurenelemente einnehmen? 156

Reizdarmsyndrom
Dies und Das 157
Darf ich Sport treiben? 158
Functional Food: Was sind Probiotika, Präbiotika und Synbiotika? 158
Soll ich Rat suchen? 160
Soll ich spezielle Kleidung tragen? 160
Wie soll ich mich im Urlaub verhalten? 161
Was versteht man unter Stuhlhygiene? 162
Habe ich ein erhöhtes Darmkrebsrisiko? 163

Reizdarmsyndrom

Weitere Hilfen 165
Was sind Selbsthilfegruppen? 166
Was sind Foren und Blogs? 166
Können Hausmittel helfen? 167

Reizdarmsyndrom

Anhang 169
Die 12 wichtigsten Tipps 170
Nützliche Adressen für weitergehende Informationen 171
EURO-WC-Schlüssel 174
Stichwortverzeichnis 175
Wichtige Fachausdrücke für Patienten erklärt 179

Reizdarmsyndrom
… was ist das?

Was ist das Reizdarmsyndrom?

Der Begriff Reizdarmsyndrom bezeichnet im weitesten Sinne das Zusammentreffen einer Vielzahl von unterschiedlichen Symptomen, die bei den Betroffenen auftreten. Ihr Arzt fasst diese Symptome zusammen und kann das Reizdarmsyndrom diagnostizieren, sofern nicht andere Erkrankungen die Ursache der Symptome sind.

Beim Reizdarmsyndrom treten verschiedenste sogenannte Hauptsymptome auf, besser auch Leitsymptome genannt. Dies können sowohl einzelne Symptome wie Bauchschmerzen, Durchfall, Verstopfung oder Blähungen sein als auch eine Kombination dieser Symptome. Bei manchen Betroffenen treten auch kurzfristig oder langfristig wechselnde Symptome auf, zum Beispiel jahrelang Bauchschmerzen und Durchfall, die sich im Laufe der Zeit zu Bauchschmerzen und Verstopfung verändern.

Typische Symptome, die bei einem Reizdarmsyndrom auftreten, sind

- Bauchschmerzen und Magenschmerzen, oft auch im Zusammenhang mit dem Essen,
- Veränderungen des Stuhlgangs,
- Blähungen und
- ein vermehrter Abgang von Winden.

Gelegentlich treten beim Reizdarmsyndrom auch Völlegefühl und Übelkeit auf, dies sind aber keine typischen Symptome.

Um die korrekte Diagnose eines Reizdarmsyndroms stellen zu können, werden die Symptome nach ihrer zeitlichen Dauer und ihrer Schwere beurteilt und zusammen mit den Untersuchungsergebnissen der diagnostischen Maßnahmen bewertet. Dabei verlässt sich Ihr Arzt nicht auf sein persönliches Bauchgefühl, sondern es gibt ganz klare Kriterien, nach denen das Reizdarmsyndrom diagnostiziert wird. Vereinfacht gesagt: Wenn Bauchschmerzen, Durchfall, Verstopfung oder Blähungen regelmäßig in belastendem Ausmaß auftreten und die von Ihrem Arzt durchgeführten Untersuchungen keine anderen Erkrankungen nachweisen und keine zusätzlichen alarmierenden Symptome vorliegen, dann kann ein Reizdarmsyndrom diagnostiziert werden.

Das Reizdarmsyndrom ist keine Diagnose moderner Gesellschaften. Symptome, die zu einem Reizdarmsyndrom passen, so wie wir es definieren, wurden auch schon in Berichten weit in der Vergangenheit beschrieben. Lediglich der Begriff Reizdarmsyndrom ist erst in den letzten 30 Jahren entstanden, ebenso der Versuch, die begleitenden Symptome bestmöglich zusammenzufassen. Früher gebräuchliche Begriffe aus dem deutschsprachigen Raum wie „Reizkolon", „irritables Kolon" oder „irritables Darmsyndrom" sind nicht mehr gebräuchlich. Der umgangssprachliche Begriff „nervöser Darm" wird insbesondere im Volksmund und in der Laienpresse häufig verwendet, ist medizinisch gesehen aber nicht ganz korrekt. Der englische Begriff „irritable bowel syndrome (IBS)" wird auch im deutschen Sprachraum verwendet – gerade auch von Ärzten – und entspricht dem deutschen Begriff Reizdarmsyndrom. Die deutsche Abkürzung RDS ist zwar etabliert, wird aber nur selten verwendet.

! Das Reizdarmsyndrom umfasst eine Gruppe von Symptomen, deren Ursprung im Darm vermutet wird.

Ist das Reizdarmsyndrom eine Erkrankung?

Das Reizdarmsyndrom ist eine Erkrankung und kann durch Ärzte diagnostiziert werden. Es gibt eine klare Definition und klare Leitlinien, die im Rahmen der Erstdiagnose Empfehlungen zu diagnostischen Maßnahmen und Empfehlungen zur Therapie geben.

In der Vergangenheit wurde das Reizdarmsyndrom häufig als Befindlichkeitsstörung angesehen. Diese Sichtweise findet sich noch in älterer Fachliteratur und auch bei einigen älteren Ärzten und Apothekern. Diese Einschätzung hat sich heute grundlegend geändert, seit bekannt ist, dass das Reizdarmsyndrom mit, zumindest wissenschaftlich, nachweisbaren Veränderungen einhergeht. Ebenso veraltet ist die Ansicht, dass das Reizdarmsyndrom eine psychische Störung oder eine psychosomatische Erkrankung ist. Es gibt hier sicherlich einige Überlappungen, aber das Reizdarmsyndrom lässt sich sehr klar als eigenständige Erkrankung erkennen und behandeln.

Wie häufig ist das Reizdarmsyndrom?

Das Reizdarmsyndrom kann als Volkskrankheit bezeichnet werden. In Ländern mit westlich geprägtem Lebensstil, wie zum Beispiel Ländern in Europa und in den USA, beschreiben Querschnittsstudien, dass bis zu 20 % der Bevölkerung an einem Reizdarmsyndrom leiden. Diese Zahl bedeutet, dass in etwa jeder Fünfte von einem Reizdarmsyndrom betroffen ist. Solche Querschnittsstudien sind aber mit Vorsicht zu genießen. Sie erfassen zwar sehr gut, wie viele Personen in einer Bevölkerung Symptome aufweisen, die zu einem Reizdarmsyndrom passen. Die Erfassung von Personen, die aufgrund dieser Symptome aber tatsächlich medizinische Hilfe aufsuchen, gelingt in solchen Studien nicht so gut. Demnach überschätzen Querschnittsstudien die Anzahl der Betroffenen.

Wenn man der Frage, wie häufig das Reizdarmsyndrom ist, genauer nachgeht, findet man heraus, dass vermutlich 5–10 % der Bevölkerung aktuell Symptome haben, die zu einem Reizdarmsyndrom passen und die aufgrund ihrer Symptome einen Arzt aufsuchen oder anderweitig medizinische Hilfe in Anspruch nehmen. Die hier diskutierten Zahlen zur Häufigkeit erfassen noch nicht, dass viele Patienten im Laufe ihres Lebens vorübergehend Symptome eines Reizdarmsyndroms entwickeln können, nicht aber ihr ganzes Leben daran leiden. Deshalb ist davon auszugehen, dass die Wahrscheinlichkeit, irgendwann im Laufe des Lebens von einem Reizdarmsyndrom betroffen zu sein, möglicherweise sogar höher als 20 % ist.

Um die Bedeutung des Reizdarmsyndroms abschätzen zu können, ist es hilfreich zu wissen, dass Schätzungen davon ausgehen, dass jeder 20. Arztbesuch beim Hausarzt und jeder vierte Arztbesuch bei einem Gastroenterologen durch Symptome eines Reizdarmsyndroms verursacht werden. Die meisten Patienten mit einem Reizdarmsyndrom suchen aber gar keinen Arzt auf, sondern suchen sich Hilfe an anderer Stelle – beim Apotheker, bei Freunden und Bekannten, in Selbsthilfegruppen, im Internet oder in Ratgeberbüchern.

In Ländern mit westlich geprägtem Lebensstil ist das Reizdarmsyndrom häufiger als in Entwicklungsländern oder in Schwellenländern.

Gerade der rasche Anstieg der Häufigkeit der Diagnose Reizdarmsyndrom in Entwicklungs- und Schwellenländern lehrt uns aber, dass Lebensstil und Umweltfaktoren möglicherweise eine bedeutende Rolle in der Entstehung des Reizdarmsyndroms spielen.

Wen betrifft das Reizdarmsyndrom?

Das Reizdarmsyndrom kann in jedem Alter auftreten – vom Kleinkind über den Jugendlichen und Erwachsenen bis ins hohe Alter. Die Anzahl der Betroffenen ist bei den 20- bis 40-Jährigen zwar am höchsten, unterscheidet sich in den verschiedenen Altersstufen aber kaum. Betroffen vom Reizdarmsyndrom sind sowohl Männer als auch Frauen, Frauen sind jedoch in etwa doppelt so häufig betroffen wie Männer, unabhängig davon wie alt sie sind.

Etwas anders sieht es aus, wenn man untersucht, wie häufig wegen der Symptome ärztliche Hilfe in Anspruch genommen wird. Dies scheint bei Frauen etwas häufiger zu sein, insbesondere in der Altersgruppe der 20- bis 30-Jährigen. Die Gründe dafür sind unbekannt. Interessanterweise sind die Symptome der einzelnen Patienten, die von einem Reizdarm betroffen sind, über viele Jahre gleich. Bei Patienten, deren Hauptsymptom Durchfall ist, wird es bei diesem Hauptsymptom bleiben, und bei Patienten, deren Hauptsymptom Obstipation ist, wird es meist bei diesem Symptom bleiben.

Gibt es begleitende Magen-Darm-Erkrankungen?

Das Reizdarmsyndrom ist eine eigenständige Erkrankung. Dennoch tritt es gehäuft zusammen mit anderen Erkrankungen auf. Ob es sich hier um ähnliche Auslöser für die Erkrankungen oder um rein zufällige Häufungen handelt, ist nicht klar. Aus dem Bereich der Magen-Darm-Erkrankungen ist bekannt, dass das Reizdarmsyndrom gehäuft bei Patienten mit einer Dyspepsie, also einem Reizmagen, oder einer Refluxerkrankung, also Sodbrennen, auftritt.

Unklar ist auch, ob das Reizdarmsyndrom zusammen mit anderen Darmerkrankungen auftreten kann, wie zum Beispiel den chronisch entzündlichen Darmerkrankungen Morbus Crohn und Colitis ulcerosa. Es gibt zahlreiche Hinweise, dass nach dem Abklingen der Entzündung im Darm zumindest reizdarmähnliche Symptome verbleiben.

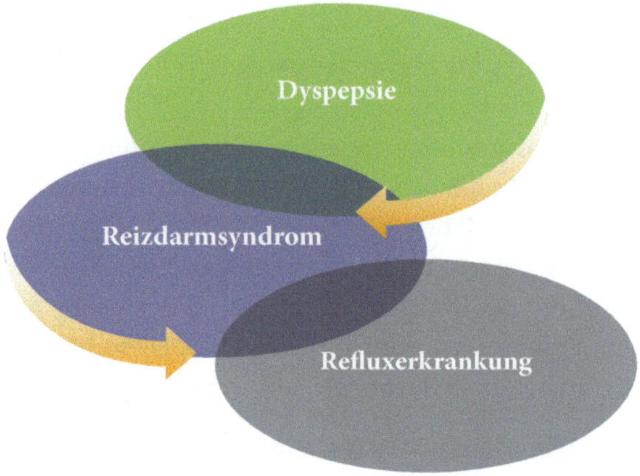

Wechselnde und überlappende Symptome.

Gibt es noch andere begleitende Erkrankungen?

Das Reizdarmsyndrom tritt auch im Zusammenhang mit anderen Erkrankungen auf, die nicht den Magen und den Darm betreffen. Häufig finden sich folgende Erkrankungen begleitend: Fibromyalgie, chronisches Erschöpfungssyndrom, Depressionen oder Kopfschmerzen. Bei Patienten mit einem chronischen Erschöpfungssyndrom finden sich zum Beispiel bei fast 50 % gleichzeitig Symptome eines Reizdarmsyndroms.

Auch nach Operationen im Bauchbereich, wie zum Beispiel einer Gallenblasenentfernung, können Reizdarmsymptome auftreten. Da sich auch bei chronischen Blasenentzündungen und bei Endometriose gehäuft Reizdarmsyndrome zeigen, empfiehlt es sich, im Rahmen der Diagnostik eines Reizdarmsyndroms auch einen Urologen und einen Frauenarzt zu Rate zu ziehen.

Was kann ich machen, wenn mein Kind ein Reizdarmsyndrom hat?

Das Reizdarmsyndrom betrifft Patienten in jedem Alter, also auch Kinder. Die Grundzüge der Erkrankung, der Diagnostik und der Behandlung unterscheiden sich bei Kindern und Erwachsenen prinzipiell nicht. Dennoch ist man bei Kindern, gerade was die Diagnostik und die Therapie betrifft, etwas zurückhaltender.

Sofern Ihr Kind auf die Basistherapie und einfache Maßnahmen nicht ausreichend anspricht oder Zweifel an der Diagnose bestehen, sollte rechtzeitig ein Spezialist für Magen-Darm-Erkrankungen bei Kindern aufgesucht werden. Dies ermöglicht zum Beispiel, seltene Erkrankungen bei Kindern gezielt und rechtzeitig zu erkennen. Bei Kindern kommt es, im Vergleich zu Erwachsenen, zu anderen psychosozialen Belastungen durch das Reizdarmsyndrom, auf die ein Spezialist für Magen-Darm-Erkrankungen bei Kindern besser eingehen kann.

Unterschiede zwischen Kindern und Erwachsenen gibt es auch in der medikamentösen Therapie: Nicht alle Medikamente sind bei Kindern zugelassen und bei den Dosierungen ist auf die Empfehlungen für Kinder zu achten.

Reizdarmsyndrom
Wie funktioniert unser Darm?

Der Verdauungstrakt

Der menschliche Verdauungstrakt beginnt am Mund und endet am After. Die Gesamtlänge liegt bei 6 bis 8 Metern, 15 bis 20 Zentimeter davon entfallen auf Mund und Rachen, weitere 20 bis 25 Zentimeter auf die Speiseröhre, den Ösophagus. Daran anschließend passieren die aufgenommenen Speisen und Getränke ca. 30 Zentimeter Magen. Nun folgt mit 4 bis 6 Metern der längste Abschnitt des Verdauungstrakts, der Dünndarm, gefolgt von etwa einem Meter Dickdarm, der am After endet.

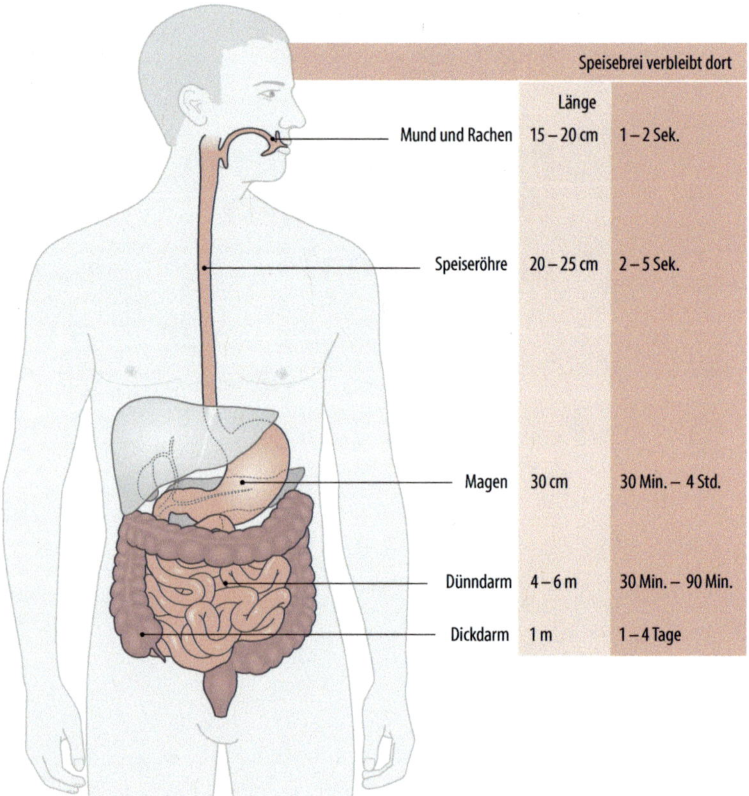

Der Verdauungstrakt im Überblick.

Die Länge der einzelnen Abschnitte hat aber nichts mit der Zeit zu tun, die der Speisebrei dort verweilt. Die Nahrung wird zunächst im Mund zerkleinert, dieser Kauvorgang ist zeitlich sehr variabel. Der Schluckakt in Mund und Rachen benötigt dann ein bis zwei Sekunden, die Passage durch die Speiseröhre weitere zwei bis fünf Sekunden. Im Magen liegt die Speise je nach Zusammensetzung und Konsistenz 30 Minuten bis zu vier Stunden. Die anschließende Dünndarmpassage ist vergleichsweise schnell und benötigt zwischen 30 und 90 Minuten. Im Dickdarm geht es dann langsamer voran, die Passage dauert zwischen einem und vier Tagen. Diese unterschiedlichen Passagezeiten haben mit den unterschiedlichen Funktionen der Abschnitte unseres Verdauungstrakts zu tun.

Was passiert in Mund, Rachen und Speiseröhre?

Die unterschiedlichen Funktionen und die Verweildauer des Speisebreis sind ideal aufeinander abgestimmt. Während der Mund im Wesentlichen dafür da ist, den Speisebrei zu zerkleinern, wird am Zungengrund ein schluckbarer Speiseklumpen geformt, der dann durch Schlucken über den Rachen in die Speiseröhre transportiert wird. Der Schleim, der hauptsächlich in der Ohrspeicheldrüse gebildet wird und in den Mund und den Rachen gelangt, ist vor allem dazu da, den Speiseklumpen gleitfähig zu machen, damit er besser geschluckt werden kann. In geringen Mengen enthält dieser Schleim auch schon Verdauungsenzyme zur Verdauung von Kohlenhydraten. Die Speiseröhre dient nur dem Transport des Speisebreis vom Rachen in den Magen. Dabei wird der Speisebrei zum Teil passiv durch die Schwerkraft und zum Teil aktiv mithilfe von Muskeln in der Speiseröhrenwand in den Magen transportiert.

Welche Funktion hat der Magen?

Der Magen hat mehrere Funktionen. Er nimmt zunächst den Speisebrei einer Mahlzeit auf und kann sich dabei so stark ausdehnen, dass er bis zu 2,5 Liter Volumen aufnehmen kann. Im Magen beginnt die Verdauung erst so richtig. Die Verdauung geschieht zum einen durch die Magensäure und zum andern durch verschiedene Enzyme. Enzyme sind vom Körper gebildete Proteine, die insbesondere Nahrungseiweiße spalten können und diese Eiweiße damit in eine verwertbare Form umwandeln. Im Magen wird der Speisebrei durch Muskelkräfte weiter zerkleinert, sodass der Speisebrei am Magenausgang fast ganz flüssig ist und in kleinen Portionen durch den Magenpförtner in den Dünndarm abgegeben wird.

Aus welchen Abschnitten besteht der Darm?

Direkt vom Magen wird der Speisebrei in den Dünndarm und von dort in den Dickdarm transportiert. Der Dünndarm wird in drei Regionen unterteilt. Direkt nach dem Magen schließt sich der Zwölffingerdarm (Duodenum) an, der ca. 20 bis 30 Zentimeter lang ist. Danach folgt der Leerdarm (Jejunum) mit 1,5 bis 2,5 Metern Länge und das Ende des Dünndarms bildet der Krummdarm (Ileum) mit 2 bis 3 Metern Länge.

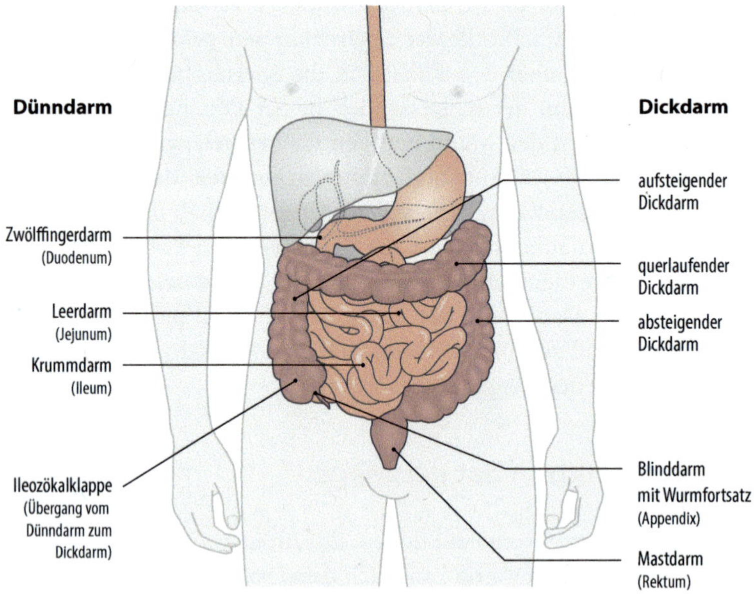

Der Darm im Detail.

Am Übergang vom Dünndarm in den Dickdarm befindet sich eine Klappe, die sogenannte Ileozökalklappe. Diese Klappe verhindert, dass Inhalt vom Dickdarm in den Dünndarm zurückfließen kann.

Der Dickdarm ist in etwa einen Meter lang und besteht aus drei Abschnitten, dem aufsteigenden Abschnitt, dem querlaufenden Abschnitt und dem absteigenden Abschnitt. Am Anfang des aufsteigenden Abschnitts geht als kleiner Wurmfortsatz der Blinddarm (Appendix) hervor, der zwischen einem und zehn Zentimeter lang sein kann. An den Dickdarm schließt sich der kurze Mastdarm (Rektum) an, der am After endet.

Was sind die Funktionen des Darmes?

Der Darm weist – verteilt über seine gesamte Länge – unterschiedlichste Funktionen auf. Je nach Funktion ist die Darmwand unterschiedlich aufgebaut. Vereinfacht gesehen sind die bedeutendsten Funktionen des Darmes die Verdauung der aufgenommenen Speisen und die Regulation des Wasserhaushaltes.

Weniger bekannt ist, dass der Darm auch wichtige Funktionen im Bereich der Abwehr von Krankheitserregern übernimmt und auf seiner gesamten Länge Botenstoffe und Hormone bildet. Diese Botenstoffe regulieren zum Beispiel die im Gehirn entstehenden Hunger- oder Sättigungsgefühle und auch die Koordination der Verdauung entlang des gesamten Verdauungstrakts.

Wie ist der Darm aufgebaut?

Im Prinzip ist der Darm in allen Regionen sehr gleichförmig aufgebaut. Man kann sich den Darm wie einen langen Schlauch vorstellen. Nach innen gerichtet ist eine Schleimhaut, die zum einen eine Schutzschicht darstellt und zum anderen den Transport von Nährstoffen und Flüssigkeit aus dem Darminneren (Darmlumen) in die Blutbahn reguliert.

Um die Schleimhaut herum finden sich zwei Muskelschichten, die sowohl für den Transport als auch für die Durchmischung des Speisebreis zuständig sind: eine innere Muskelschicht, die ringförmig angeordnet ist, und eine äußere Muskelschicht, die in Längsrichtung entlang des Darms verläuft. Zwischen den beiden Muskelschichten und zwischen den Muskelschichten und der Schleimhaut befinden sich jeweils Geflechte aus Nervenzellen. Die darin liegenden Nervenzellen koordinieren die verschiedenen Funktionen des Darmes. So werden von den Nervenzellen Informationen über den Darminhalt aufgenommen und nach der Verarbeitung der Wahrnehmungen regulierende Informationen sowohl an andere Darmregionen als auch an unser Gehirn und das Rückenmark weitergeleitet.

Nach außen wird der Darm durch eine Bindegewebsschicht und eine Schleimhautschicht abgegrenzt. In diesen äußeren Schichten verlaufen Gefäße und Nerven, die zur Versorgung des Darmes notwendig sind.

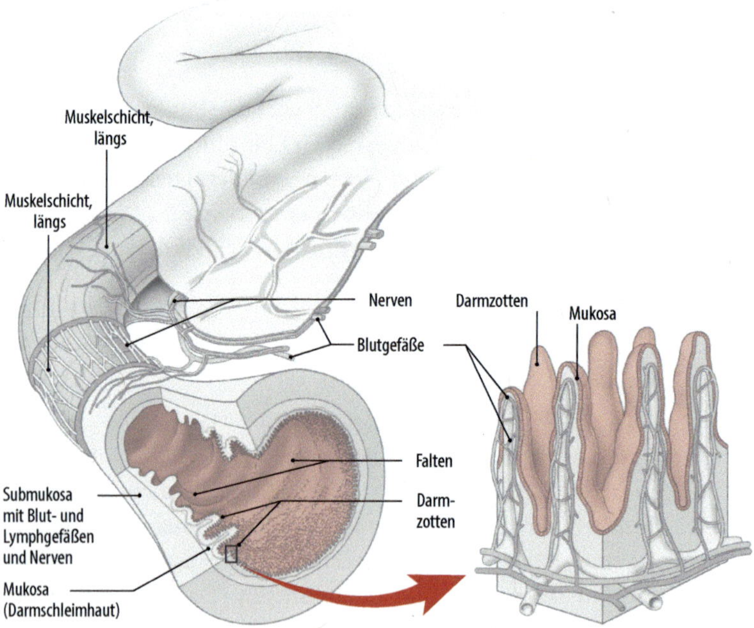

Aufbau der Darmwand.

In jeder Darmregion variiert der Aufbau des Darmes in gewissen Grenzen, je nachdem welche Funktion gerade vorrangig ist, der Aufbau unterscheidet sich in den verschiedenen Regionen aber nicht wesentlich.

Um den verschiedenen Funktionen – Verdauung, Aufnahme von Nährstoffen und von Flüssigkeit – gerecht zu werden, finden sich im Darm sogenannte Darmzotten, die die Oberfläche vergrößern, sodass der Darm auf eine Oberfläche von fast 500 m^2 kommt. Zum Vergleich, damit Sie sich die Oberfläche des Darmes vorstellen können: Ein Fußballfeld ist in etwa 6000–7000 m^2 groß.

Was ist die Darmflora?

Im Darminneren findet sich nicht nur der Speisebrei, sondern es finden sich dort auch verschiedene Bakterien, die alle zusammen als Darmflora bezeichnet werden. Die genaue Zusammensetzung der Darmflora ist unbekannt, ebenso die meisten Bakterien der Darmflora und deren Bedeutung.

Die erste Darmflora erhalten wir während der Geburt durch die Übertragung von der Mutter. Im Laufe des Lebens verändert sich die Darmflora individuell, je nachdem was gegessen wird. So können wir heutzutage die Darmflora eines Säuglings, der mit Muttermilch aufwächst, von der Darmflora eines Säuglings, der mit Flaschennahrung aufwächst, unterscheiden. Wir sind aber noch nicht in der Lage, die genaue Zusammensetzung der Darmflora zu benennen. Allein die Menge an Bakterien, die in jedem Darm lebt, liegt mit 50–100 Billionen Bakterien jenseits unseres Vorstellungsvermögens. Die Zahl der verschiedenen Bakterienstämme und Bakterienarten, die in der Darmflora enthalten sind und die uns bekannt sind, wird aktuell mit mehr ca. 1000 angegeben. Wir können aber davon ausgehen, dass es noch viel mehr sind.

Die Darmflora hat wichtige Funktionen, sie wird nur selten, zum Beispiel bei einem Magen-Darm-Infekt, gestört oder verändert. In der Folge kommt es dann zu Durchfallerkrankungen.

Welche Funktionen hat die Darmflora?

Die Darmflora übernimmt zahlreiche Funktionen, die wichtigsten sind unten aufgelistet. Die Darmflora übernimmt es z. B., die Nahrungsbestandteile sozusagen vorzuverdauen, bevor sie durch die Darmwand aufgenommen werden. Andere Darmbakterien wiederum bilden Vitamine, die von uns Menschen dann aufgenommen werden und für uns dringend notwendig (essenziell) sind. Die Umwandlung des Darminhaltes durch die Darmbakterien und die Darmbakterien selbst führen zu einer vermehrten Darmfüllung. Durch die gesteigerte Darmfüllung und durch Signalstoffe, die von den Darmbakterien an die Darmwand gesendet werden, beteiligen sich die Darmbakterien aktiv am Transport des Speisebreis. Wichtig ist auch, dass manche Darmbakterien an der Energieversorgung der Darmschleimhaut teilnehmen und manche eine Rolle bei der Entgiftung von Darminhalt übernehmen.

Noch wenig bekannt hingegen ist die Rolle, die die Darmbakterien in den Abwehrfunktionen übernehmen. Es wird angenommen, dass die ungefährlichen Darmbakterien das Immunsystem stimulieren und damit indirekt die Abwehrfunktion unseres Körpers stärken. Zu-

Funktionen der Darmflora

- Verdauung von Kohlenhydraten
- Verdauung von Eiweißen
- Bildung und Versorgung mit Vitaminen
- Nährstoffversorgung der Schleimhautzellen
- Unterdrückung schädlicher Keime
- Abwehr
- Schutz der Darmschleimhaut
- Regulation des Wachstums der Darmschleimhaut
- Entgiftung
- Regulation der Darmbewegungen
- Beeinflussung des Körpergewichts

sätzlich verhindert eine gut funktionierende gesunde Darmflora die Besiedelung unseres Darms mit krankmachenden Bakterien. Beides stärkt damit die Abwehrfunktionen unseres Körpers.

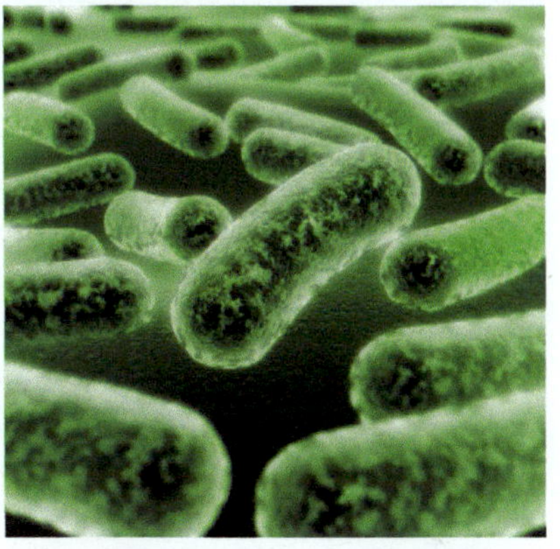

Darmbakterien.

Bei der „Ballaststoffverdauung“ und der Eiweißverdauung übernehmen die Darmbakterien eine bedeutende Rolle. Ballaststoffe, also unverdauliche Kohlenhydrate, und Eiweiße werden von verschiedenen Darmbakterien in Fettsäuren, Eiweiße und Gase umgewandelt. Die entstandenen Fettsäuren können nun vom Darm aufgenommen werden. Zum einen dienen diese Fettsäuren der Nährstoffzufuhr für die Darmschleimhautzellen, also der lokalen Energieversorgung, zum anderen werden die Fettsäuren in den Organismus als Nährstoffe im Rahmen der allgemeinen Energieversorgung aufgenommen.

Die entstehenden Fettsäuren haben aber auch noch andere Wirkungen. Die Fettsäuren sind interessanterweise an der Regulation des Darmtransports beteiligt und können dazu führen, dass der Darmtransport schneller oder langsamer abläuft.

Weiterhin entstehen bei dieser Verstoffwechslung von Ballaststoffen und Eiweißen Gase. Die entstehenden Gase sind zum einen geruchlose Gase wie Stickstoff, Kohlenmonoxid und Wasserstoff und zum anderen Gase mit einem eigenem Geruch. Zu diesen riechenden Gasen zählen Methan und Schwefelwasserstoffe. Die Gase können dabei, sofern sie im Übermaß gebildet werden, zu Blähungen und zu einem vermehrten Abgang von Darmgasen führen. Dieser vermehrte Abgang von Darmgasen wird Flatulenz genannt.

Wie werden die Darmfunktionen koordiniert?

Sämtliche Darmfunktionen bedürfen einer komplexen Steuerung, die auf mehreren Ebenen erfolgt. Zum einem werden die Funktionen des Darmes durch Nervenzellen gesteuert. Diese Nervenzellen befinden sich größtenteils im Darm, hier spricht man vom Darmnervensystem oder sogar vom Darmhirn. Diesem peripheren Darmhirn steht das zentrale Nervensystem gegenüber. Unter dem zentralen Nervensystem versteht man die Nervenzellen im Gehirn und Rückenmark. Auch das zentrale Nervensystem ist in die Regulation unserer Darmfunktionen eingebunden, deshalb können Erkrankungen des Gehirns oder des Rückenmarks zu Störungen der Darmfunktion führen. Ein Beispiel dafür ist die chronische Verstopfung bei verschiedensten Rückenmarkerkrankungen. Das Darmnervensystem und das zentrale Nervensystem kommunizieren miteinander, diese Kommunikation wird Hirn-Darm-Achse genannt.

Neben den Nervenzellen sind auch Immunzellen und Darmschleimhautzellen an der Kontrolle der Darmfunktionen beteiligt. Spezialisierte Darmschleimhautzellen, sogenannte enterochromaffine (EC) Zellen können verschiedene Signale abhängig davon, was sich im Darm befindet, aufnehmen und in andere, für unseren Körper verständliche Informationen übersetzen. Derartige Signale melden so zum Beispiel das Volumen oder den Säuregehalt des Darminhaltes oder die Menge der aktuell vorhandenen Darmgase.

Die Kommunikation der EC-Zellen findet entweder direkt mit den Nervenzellen statt oder es werden Botenstoffe gebildet, die entweder direkt am Darm wirken können, indem benachbarte Zellen aktiviert werden, oder an anderer Stelle in unserem Körper, indem die Botenstoffe über die Lymph- und Blutbahnen an weiter entfernt gelegene Wirkorte transportiert werden.

Was passiert, wenn der Darm nicht funktioniert, wie er sollte?

Unseren Darm spüren wir normalerweise nicht. Erst wenn die Darmfunktionen nicht mehr reibungslos ablaufen, verspüren wir Symptome. Diese Symptome sind zum Beispiel Durchfall, Verstopfung, Bauchschmerzen oder Blähungen. Die Bandbreite von normal zu krankhaft ist hier fließend und jeder Einzelne nimmt die Symptome unterschiedlich belastend wahr.

In manchen Fällen können wir aus den Symptomen auf eine möglicherweise zugrunde liegende Erkrankung schließen, in anderen Fällen können wir dies nicht. Viele Erkrankungen, die mit reizdarmsyndromähnlichen Symptomen einhergehen, werden später in diesem Ratgeber besprochen. Gerade beim Reizdarmsyndrom ist es nicht klar, wo die eigentlichen Störungen liegen, die zum Auftreten von Symptomen und zu Fehlfunktionen führen.

Bei Erkrankungen des Darmes, bei denen uns bekannt ist, wo die Fehlfunktionen liegen, erscheint die Behandlung etwas einfacher, weil wir häufig die Ursache behandeln können. Medizinisch wird diese Behandlung dann eine ursächliche Behandlung genannt. Beim Reizdarmsyndrom kennen wir die Ursache nicht, sodass wir die Symptome behandeln. Medizinisch wird diese Art der Behandlung eine symptomatische Behandlung genannt.

Reizdarmsyndrom
Symptome

Was sind funktionelle Magen-Darm-Erkrankungen?

Unter funktionellen Magen-Darm-Erkrankungen versteht man eine große Gruppe von Erkrankungen, die Symptome im Bereich des Magen-Darm-Trakts verursachen. Diesen Erkrankungen liegt eine Funktionsstörung zugrunde; die genaue Ursache ist bisher aber unbekannt. Zu den funktionellen Magen-Darm-Erkrankungen zählen das Reizdarmsyndrom, die funktionellen Bauchschmerzen, die funktionellen Blähungen, der Brustschmerz ohne Ursache am Herzen oder der Lunge, die Dyspepsie, häufig auch Reizmagen genannt, die funktionellen Gallenblasenschmerzen, das funktionelle Sodbrennen und das Globusgefühl, der sogenannte Kloß im Hals. Bei all diesen funktionellen Erkrankungen gilt, dass sie häufig auftreten und viele Arztbesuche verursachen, da sie sehr belästigend sein können. Gleichzeitig sind sie alle nicht lebensbedrohlich oder lebensverkürzend.

Weil die Ursachen dieser funktionellen Magen-Darm-Erkrankungen meist nicht bekannt sind, ist die Behandlung dieser Erkrankungen häufig schwierig und uneinheitlich. In letzter Zeit ist die Aufmerksamkeit, die diese funktionellen Erkrankungen erfahren, gestiegen. Das liegt unter anderem daran, dass diese Erkrankungen viele Menschen betreffen, also Volkskrankheiten sind.

Diese gesteigerte Aufmerksamkeit hat zu einem Umdenken in der Medizin geführt. Aktuell wird daher versucht, die diagnostischen Maßnahmen und die Therapieformen zu standardisieren und dies in entsprechenden nationalen und internationalen Leitlinien festzulegen. Die Leitlinien haben dazu geführt, dass sich die Versorgung von Patienten mit funktionellen Magen-Darm-Erkrankungen, dazu gehören auch die Patienten mit Reizdarmsyndrom, deutlich gebessert hat.

Weitere Vorteile dieser Standardisierung ergeben sich auch im Bereich der Medikamentenforschung und -neuentwicklung. Medikamente für die verschiedenen funktionellen Erkrankungen, die nun auch besser definiert wurden, können sehr viel spezifischer entwickelt und getestet werden. Dies hat in den letzten Jahren erfreulicherweise dazu geführt, dass wirkungsvolle neue Medikamente zur Behandlung der funktionellen Erkrankungen zugelassen werden konnten.

Was sind die Symptome des Reizdarmsyndroms?

Beim Reizdarmsyndrom treten unterschiedliche Symptome auf. Im Vordergrund stehen Bauchschmerzen. Diese Bauchschmerzen können sowohl dauerhaft als auch zeitlich begrenzt sein. Der Charakter der Bauchschmerzen kann anhaltend, wellenförmig oder krampfartig sein. Zusätzlich bestehen zumeist Stuhlgangveränderungen – in Form von Durchfall, Verstopfung oder einem Wechsel der beiden Symptome. Weitere Symptome, die bei einem Reizdarmsyndrom häufig auftreten, sind Blähungen und der vermehrte Abgang von Winden. Zusätzlich treten häufig Symptome auf, die sich mit anderen funktionellen Darmerkrankungen wie zum Beispiel Magenschmerzen oder Sodbrennen überlappen. Eine sichere Abgrenzung von Magenschmerzen und Bauchschmerzen ist nicht immer einfach.

Anhand der führenden Symptome, d. h. der Symptome, die man am meisten sieht, werden beim Reizdarmsyndrom verschiedene Verlaufsformen unterschieden. Diese werden nach dem führenden Symptom, dem Leitsymptom, benannt.

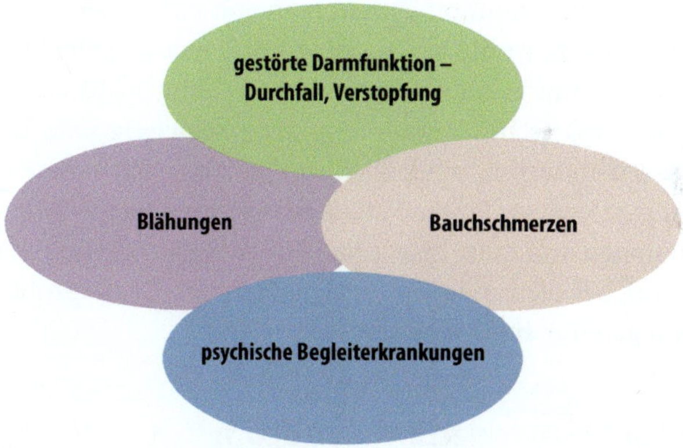

Leitsymptome des Reizdarmsyndroms.

! Typische Symptome des Reizdarmsyndroms sind Bauchschmerzen, Blähungen, Durchfall und Verstopfung.

Verschiedene Verlaufsformen des Reizdarmsyndroms (RDS)

- Verstopfungstyp (RDS-O)
- Diarrhötyp (RDS-D)
- Mischtyp (RDS-M)
- Blähtyp
- Schmerztyp

Verstopfung beim Reizdarmsyndrom

Die Darmfunktion ist sehr variabel. Von einer Verstopfung spricht man, wenn der Stuhlgang seltener als einmal alle drei Tage auftritt, wenn der Stuhlgang sehr hart ist, wenn während des Stuhlgangs sehr stark gepresst werden muss oder sogar mit dem Finger nachgeholfen werden muss oder wenn nach einem Stuhlgang das Gefühl der inkompletten Entleerung bleibt.

Verstopfung kann gelegentlich oder regelmäßig vorkommen; wenn es regelmäßig dazu kommt, spricht man von einem Symptom. Beim Reizdarmsyndrom ist die Verstopfung mit Bauchschmerzen verbunden. Dabei kommt es häufig auch zum Gefühl gebläht zu sein. Das liegt daran, dass es bei Verstopfung auch schwierig sein kann, die Darmgase zu entleeren, schließlich ist der Weg nach außen auch für die Darmgase verlegt. Einige Patienten berichten hauptsächlich über ihre Blähungen und es ist manchmal schwierig zu erkennen, dass die Verstopfung bei diesen Patienten eigentlich das Grundproblem und die Blähungen nur eine Folge sind.

Durchfall beim Reizdarmsyndrom

Von einem Durchfall spricht man, wenn mehr als drei weiche Stuhlgänge am Tag auftreten oder der Stuhl insgesamt zu weich oder sogar flüssig ist. Häufig ist der Durchfall mit einem starken Stuhldranggefühl verbunden und gelegentlich wird auch vom Gefühl der inkompletten Entleerung berichtet. Es ist darauf zu achten, ob zusätzlich zum Durchfall Blutspuren oder Schleimabgänge auftreten, da diese Symptome auf andere Erkrankungen hinweisen und zusätzliche diagnostische Maßnahmen erfordern. Der Durchfall beim Reizdarmsyndrom tritt üblicherweise tagsüber auf, ein nächtlicher Durchfall ist ungewöhnlich und wäre eher als Alarmsymptom zu werten. Beim Reizdarmsyndrom ist der Durchfall sehr häufig von Bauchkrämpfen begleitet. Nach einer Entleerung sind die Bauchschmerzen und Bauchkrämpfe zumeist vorübergehend etwas gebessert.

Verstopfung und Durchfall im Wechsel

Bei manchen Patienten mit einem Reizdarmsyndrom wechseln sich Durchfall und Verstopfung ab, z. B. drei Tage mit wässrigem Durchfall gefolgt von einer Woche ohne Stuhlgang. Bei dieser Form des Reizdarmsyndroms ist es sehr wichtig zu erkennen, welches das führende und belastendste Symptom ist, denn daran orientiert sich die Behandlung. Manchmal ist der Wechsel zwischen Verstopfung und Durchfall so unvorhersehbar, dass mit mehreren Medikamenten behandelt werden muss, je nachdem was an diesem Tag an Beschwerden auftritt.

Bauchschmerzen beim Reizdarmsyndrom

Bauchschmerzen sind eine Grundvoraussetzung für die Diagnose eines Reizdarmsyndroms. Die meisten Patienten mit einem Reizdarmsyndrom verspüren ihre Bauchschmerzen an mehreren, nicht aber an allen Tagen in der Woche. Nur bei wenigen Betroffenen kommt es täglich zu Bauchschmerzen.

Die Bauchschmerzen selbst können sehr unterschiedlich sein. Von einem leichten Drücken im Bauch bis zu krampfartigen Bauchschmerzen, die einen normalen Tagesablauf unmöglich erscheinen lassen, ist alles möglich.

Bei der Behandlung der Bauchschmerzen ist darauf zu achten, dass die verschiedenen Medikamente, die Bauchschmerzen lindern, zu Veränderungen des Stuhlgangverhaltens führen können und damit eine begleitende Verstopfung oder Diarrhö verbessern, aber auch verschlimmern können. Daher sind bei der Auswahl der geeigneten Medikamente alle Symptome zu berücksichtigen.

Blähungen/Flatulenz beim Reizdarmsyndrom

In unserem Darm entstehen jeden Tag große Mengen an Darmgas. Diese Darmgase werden größtenteils in den Körper aufgenommen und über die Lungen abgeatmet. Nur ein kleiner Teil der Darmgase geht teilweise bewusst, teilweise unbewusst über den After ab. Diese Vorgänge sind völlig normal.

Das Wort Blähungen beschreibt das Gefühl, dass sich zu viel Gas im Darm befindet. Dies kann daran liegen, dass die normale Menge Gas als zu viel empfunden wird oder daran, dass sich tatsächlich zu viel Gas im Darm befindet. Medizinisch wird ein Übermaß an Darmgas im Körper als Meteorismus bezeichnet. Zu viel Gas wird zum Beispiel bei Nahrungsmittelunverträglichkeiten gebildet. Zu viel Gas kann sich aber auch im Darm befinden, wenn das in ganz normalen Mengen entstehende Darmgas aufgrund einer Verstopfung nicht entweichen kann.

Davon abzugrenzen ist die Flatulenz. Der Begriff Flatulenz beschreibt, dass über den After mehr Darmgas abgeht als normal. Dabei ist der Begriff „normal" in diesem Zusammenhang kaum definiert. Üblich ist ein täglicher Darmgasabgang von 0,5 bis 1,5 Litern. Die individuelle Akzeptanz und damit das Wahrnehmen als störend ist hierbei sehr unterschiedlich und hängt nicht nur von der Menge, sondern auch vom Geruch ab. Ob beim Abgang von Darmgasen ein Geräusch entsteht oder nicht, hängt übrigens vom Funktionszustand des Schließmuskels, der ausgeschiedenen Gasmenge und der Geschwindigkeit ab, mit der das Gas freigesetzt wird.

Wie oft treten die Symptome auf?

Die Symptome des Reizdarmsyndroms können unterschiedlich oft und zu unterschiedlichen Tageszeiten auftreten. Manche Betroffene berichten über tägliche Symptome, andere wiederum berichten Symptome nur an einzelnen Tagen in der Woche oder sogar noch seltener. Ähnlich verhält es sich mit den Symptomen im Verlauf des Tages. Während manche Betroffene den ganzen Tag Symptome verspüren, sind bei anderen die Symptome nur zu einzelnen Tageszeiten, zum Beispiel direkt nach dem Aufstehen oder ein bis zwei Stunden nach dem Essen bemerkbar. Diese unterschiedliche zeitliche Verteilung des Auftretens der Symptome sollte idealerweise bei einer entsprechenden Therapie berücksichtigt werden.

! Die Symptome des Reizdarmsyndroms können zu unterschiedlichen Zeiten auftreten.

Was ist der Unterschied zwischen dem Reizdarmsyndrom und anderen Erkrankungen, die mit Bauchschmerzen einhergehen?

Sofern Ihr Hausarzt bei Ihnen ein Reizdarmsyndrom vermutet, wird er zunächst verschiedene Untersuchungen durchführen. Diese Untersuchungen sind dazu geeignet, anderweitige Erkrankungen, die auch mit Bauchschmerzen oder Stuhlgangveränderungen einhergehen, ganz sicher auszuschließen. Dies ist eine Grundvoraussetzung zur Diagnose eines Reizdarmsyndroms.

Nicht jeder Bauchschmerz, für den keine erkennbare Ursache gefunden wird, ist sofort ein Reizdarmsyndrom. Nachdem Ihr Hausarzt andere Erkrankungen, die mit Bauchschmerzen einhergehen, sicher ausgeschlossen hat, kommen spezielle Diagnosekriterien zum Einsatz, die es erlauben, von einem Reizdarmsyndrom zu sprechen. Die aktuell gültigen Kriterien werden die Rom-Kriterien genannt.

Was sind die Rom-Kriterien?

Die Rom-Kriterien wurden von einem internationalen Expertengremium erstellt und werden in regelmäßigen Abständen an neue Erkenntnisse angepasst. Aktuell werden ein Reizdarmsyndrom und andere funktionelle Darmerkrankungen anhand dieser Rom-Kriterien diagnostiziert. Nur selten werden früher gebräuchliche Diagnosekriterien wie die Rom-I-, Rom-II-, Manning- und Kruis-Kriterien noch zur Diagnosestellung verwendet.

Die aktuellen Rom-Kriterien erlauben die Diagnose eines Reizdarmsyndroms, wenn die Bauchschmerzen in den letzten drei Monaten an mindestens drei Tagen pro Monat aufgetreten sind und das erstmalige Auftreten dieser Bauchschmerzen mindestens sechs Monate her ist. Weiterhin ist für die Symptome des Reizdarmsyndroms typisch, dass sich die Bauchschmerzen nach einem Stuhlgang bessern, dass die Bauchschmerzen häufig mit einer Veränderung der Stuhlgangfrequenz oder dem Aussehen des Stuhlgangs einhergehen. Diese zusätzlichen Beobachtungen unterstützen die Diagnose eines Reizdarmsyndroms.

Die Rom-Kriterien zur Diagnose eines Reizdarmsyndroms sind unten aufgeführt. Anhand dieser Kriterien kann ein Reizdarmsyndrom von Bauchschmerzen anderer Ursachen klar abgegrenzt werden.

Rom-Kriterien zur Diagnose eines Reizdarmsyndroms

Folgende Kriterien müssen erfüllt sein, um ein Reizdarmsyndrom zu diagnostizieren:

- Vorliegen von abdominellen Schmerzen oder Unwohlsein in den letzten drei Monaten an mindestens drei Tagen pro Monat
- Beginn der abdominellen Schmerzen oder des Unwohlseins vor mindestens sechs Monaten

Mindestens zwei der folgenden Zeichen müssen vorliegen:

- Besserung der Bauchschmerzen durch Stuhlentleerung
- Veränderung der Stuhlfrequenz zu Beginn der Bauchschmerzen
- Veränderung von Stuhlkonsistenz oder des Stuhlaussehens zu Beginn der Bauchschmerzen

Andere Ursachen der Symptome müssen sicher ausgeschlossen sein.

Ab wann weist ein Symptom auf eine Krankheit hin?

Jeder spürt seinen Darm gelegentlich. Darmgeräusche kann man hören und gelegentliche Bauchkrämpfe sind nicht unbedingt Hinweis auf eine Erkrankung. Die Grenze zwischen normal und nicht normal ist schwer zu ziehen und wird von jedem anders empfunden. Es ist auf jeden Fall wichtig zu erkennen, dass nicht jedes Symptom automatisch einer Krankheit entspricht.

Wenn derartige Symptome aber regelmäßig auftreten, zu einer Einschränkung der Lebensqualität führen oder Ihr Leben sogar beeinträchtigen, dann sollten Sie nicht zögern und mit Ihrem Arzt über diese Symptome sprechen. Dieser kann dann entscheiden, ob und wenn ja, welche Untersuchungen notwendig sind, um Ihre Symptome abzuklären.

Ebenso verhält es sich mit dem Stuhlgangverhalten. Die Bandbreite davon, wie oft jemand Stuhlgang hat und was als „normal" gelten kann, ist groß. Dabei gelten bis zu drei Stuhlentleerungen pro Tag als normal. Die untere Grenze des Normalen sind drei Stuhlgänge pro Woche. Darüber hinaus kann es im Einzelfall auch möglich sein, dass man zum Beispiel nahrungsabhängig an einem Tag vier oder fünf Stuhlgänge hat – das muss nicht sofort krankhaft sein.

Erst wenn Sie dauerhaft mehr als drei Stuhlgänge pro Tag oder weniger als drei Stuhlgänge pro Woche haben und in Ihrer Lebensqualität oder Lebensführung beeinträchtigt sind, spricht man von einem belastenden Symptom.

Reizdarmsyndrom
Was sind die Ursachen?

Woran kann es liegen, dass es zu einem Reizdarmsyndrom kommt?

Die Ursachen des Reizdarmsyndroms sind nach wie vor unbekannt. Vermutlich gibt es auch keine einzelne Ursache. Vielmehr ist davon auszugehen, dass viele Ursachen zusammenkommen und sich mit einem Reizdarmsyndrom manifestieren. Früher ist man davon ausgegangen, dass das Reizdarmsyndrom durch eine gestörte Koordination der Darmbeweglichkeit und eine Überempfindlichkeit des Darmes entsteht. Neuere Erkenntnisse weisen aber darauf hin, dass es wohl doch nicht so einfach ist. Vielmehr gibt es Belege, dass Veränderungen der Darmflora, Mikroentzündungen des Darmes, Darminfekte in der Vergangenheit, Umweltfaktoren, Ernährungsfaktoren und möglicherweise auch erbliche Faktoren eine Rolle spielen. Das genaue Zusammenwirken dieser Faktoren wird aktuell untersucht.

Welche Rolle spielt die Motilität?

Die Bewegungsfähigkeit des Darms wird Motilität genannt. Sie ist für den Transport des Darminhalts wichtig.

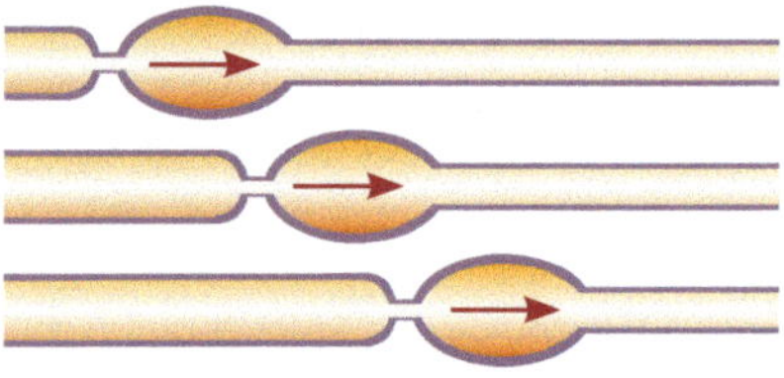

Der Speisebrei wird durch den Darm transportiert, indem die Darmmuskulatur vor dem Speisebrei erschlafft und sich nach dem Speisebrei anspannt. Diese Muskelaktivität wandert von links nach rechts und schiebt damit den Speisebrei durch den Darm.

Es ist gut belegt, dass dieser Transport des Darminhalts bei Patienten mit einem Reizdarmsyndrom verändert ist. So lässt sich bei Patienten mit einer Verstopfung häufig eine verlängerte Darmpassagezeit finden, d. h. der Transport erfolgt langsamer, und bei Patienten mit Durchfall häufig eine verkürzte Darmpassagezeit. Diese veränderte Darmpassagezeit geht parallel einher mit einer veränderten Funktion der Muskelzellen und der Nervenzellen am Darm. Beide Zelltypen sind an der Koordination der Darmpassage beteiligt. Was wir nicht genau wissen, ist, ob die Veränderung der Darmpassagezeit nun Ursache oder Folge der Reizdarmerkrankung ist. Dennoch ist es gelegentlich hilfreich, die Darmpassagezeit zu bestimmen, um wertvolle Rückschlüsse für die Behandlung des Reizdarmsyndroms zu ziehen.

Was ist die viszerale Hypersensitivität?

Unter viszeraler Hypersensitivität versteht man eine generelle Überempfindlichkeit des Darmes. Beim Reizdarmsyndrom liegt eine solche Überempfindlichkeit des Darmes vor; diese kann mit speziellen Untersuchungstechniken nachgewiesen werden. Da diese Techniken sehr aufwendig sind und die Ergebnisse der Untersuchungen keinen diagnostischen Gewinn bringen und auch keinen Einfluss auf die weitere Therapie haben, werden diese Untersuchungen nur bei wissenschaftlichen Fragestellungen eingesetzt.

Die Überempfindlichkeit des Darmes bei Patienten mit einem Reizdarmsyndrom zeigt sich in zwei Hauptmechanismen. Es ist belegt, dass die Patienten einen normalen Reiz sehr viel früher als schmerzhaft wahrnehmen. Dieser Mechanismus wird Hyperalgesie genannt. Zusätzlich konnte gezeigt werden, dass Patienten mit einem Reizdarmsyndrom Reize, die normalerweise gar nicht wahrgenommen werden, wahrnehmen können. Dieser Mechanismus heißt Allodynie. Beide Phänomene zusammen charakterisieren das Modell der viszeralen Hypersensitivität, vereinfacht gesagt das Modell des sensiblen Darmes.

Typische Reize im Bereich des Darmes sind zum einen die Darmfüllung und zum andern Darmgase. Hieran lassen sich nun einfach Unterschiede erkennen. Patienten mit einem Reizdarmsyndrom, die gebläht sind oder deren Darm voll ist, reagieren vermehrt mit Bauchschmerzen, denn bei ihnen werden die normalen Darmreize verstärkt wahrgenommen. Nicht vollständig geklärt ist jedoch, wieso es zu dieser gesteigerten Sensitivität kommt. Sind es lokale Mechanismen, also Mechanismen die sich im Darm abspielen, oder sind es zentrale Mechanismen, also Mechanismen, die sich am Rückenmark oder im Gehirn abspielen? Vermutlich handelt es sich um eine Kombination aus beidem. Es wird vermutet, dass ein Auslöser, z. B. ein Infekt, dazu führt, dass die Darmnerven aktiviert werden und nach dem Abklingen des Auslösers nicht mehr in den Ruhezustand zurückkehren, sondern in dem aktivierten Zustand bleiben.

Überempfindlichkeit des Darms durch:

- vermehrte Wahrnehmung normaler Reize als schmerzhaft
- Wahrnehmung von Reizen, die normalerweise gar nicht wahrgenommen werden

Selbst wenn die der viszeralen Hypersensitivität zugrunde liegenden Mechanismen noch nicht vollständig geklärt sind, haben diese Erkenntnisse die Entwicklung von modernen Medikamenten beeinflusst. Medikamente zur Behandlung der viszeralen Hypersensitivität werden heute bei Patienten mit einem Reizdarmsyndrom regelmäßig eingesetzt.

Interessant sind in diesem Zusammenhang auch neuere Erkenntnisse. Schon lange war vermutet worden, dass bei Patienten mit einem Reizdarm eine Entzündung des Darmes besteht. Selbst wenn beim Reizdarmsyndrom heutzutage nicht von einer Darmentzündung gesprochen wird, ist bekannt, dass bei vielen Patienten die Reizdarmerkrankung zum Beispiel durch eine vorübergehende Durchfallerkrankung, zum Beispiel eine Reisediarrhö, ausgelöst werden kann. Eine solche auslösende Durchfallerkrankung in der Vergangenheit findet sich bei fast einem Drittel der Patienten mit einem Reizdarmsyndrom. Weiterhin finden sich, zumindest in wissenschaftlichen Studien, bei vielen Patienten in der Darmwand vermehrt Entzündungszellen. Ob diese Erkenntnisse in Zukunft zu neuen Therapien führen, bleibt abzuwarten.

Häufig werden im Zusammenhang mit den Ursachen eines Reizdarmsyndroms auch Veränderungen in der Darmflora, bakterielle Fehlbesiedelungen des Dünndarms, Nahrungsmittelsensitivitäten, Kohlenhydratmalabsorptionen, Umweltfaktoren, erbliche Faktoren und psychosoziale Faktoren diskutiert. Aus der Vielzahl der diskutierten Ursachen wird erkennbar, dass zum einen ein einzelner Auslöser, der zu einem Reizdarmsyndrom führt, nicht bekannt ist und es vermutlich auch keinen einzelnen Auslöser, sondern eine Vielzahl von Auslösern und persönlichen Eigenschaften gibt, die im Zusammenspiel zum Reizdarmsyndrom führen.

> **!** Die Ursache des Reizdarmsyndroms ist unbekannt. Veränderungen der Muskelkontraktion (Motilität) und eine gesteigerte Schmerzwahrnehmung (viszerale Hypersensitivität) spielen eine bedeutende Rolle.

Gibt es genetische Ursachen?

Beim Reizdarmsyndrom gibt es mit hoher Wahrscheinlichkeit auch eine erbliche Komponente. Familienstudien haben gezeigt, dass es Familien mit vielen Betroffenen gibt. Sofern ein Elternteil von einem Reizdarmsyndrom betroffen ist, ist die Wahrscheinlichkeit für die Kinder deutlich erhöht, an einem Reizdarmsyndrom zu erkranken. Wenn in einer Familie ein Kind von einem Reizdarmsyndrom betroffen ist, ist die Wahrscheinlichkeit, von einem Reizdarmsyndrom betroffen zu sein, für die anderen Kinder in dieser Familie stark erhöht.

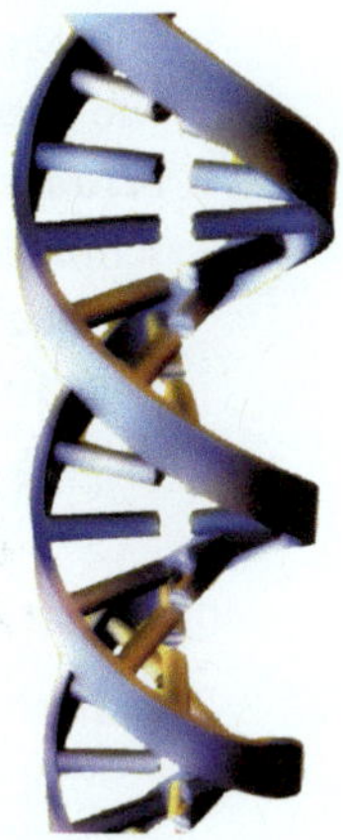

All dies sind starke Hinweise, dass es eine erbliche Komponente für das Reizdarmsyndrom gibt. Ein sehr starker Hinweis auf eine erbliche Komponente zeigt sich auch bei eineiigen Zwillingen: Wenn ein Zwilling von einem Reizdarmsyndrom betroffen ist, hat der andere Zwilling eine sehr hohe Wahrscheinlichkeit, an einem Reizdarmsyndrom zu erkranken, selbst wenn er an einem anderen Ort bzw. in einer anderen Familie aufwächst.

Neuere Untersuchungen weisen auch auf spezifische genetische Veränderungen bei Patienten mit einem Reizdarmsyndrom hin. So gibt es zum Beispiel beim Reizdarmsyndrom Veränderungen in Genen, die im weitesten Sinne an der Kontrolle der Darmbewegungen beteiligt sind. Obwohl diese Erkenntnisse heutzutage für Patienten mit einem Reizdarmsyndrom noch keine direkte Bedeutung haben, sind diese Genveränderungen möglicherweise schon bald dazu geeignet, die Diagnose oder die Therapie eines Reizdarmsyndroms zu erleichtern.

Man kann heute mit Sicherheit sagen, dass das Reizdarmsyndrom nicht durch ein einzelnes Gen verursacht wird, das von den Eltern auf ihre Kinder vererbt wird. Vielmehr gibt es viele einzelne Gene, die, sofern sie vorliegen und sofern andere, bisher nicht bekannte, Faktoren dazukommen, dazu führen, dass ein Reizdarmsyndrom auftritt.

Gibt es Umweltfaktoren, die die Erkrankung auslösen oder beeinflussen?

Wir wissen, dass das Reizdarmsyndrom in Ländern mit einem westlichen Lebensstil zunimmt. Daher ist es naheliegend, dass der westliche Lebensstil, mit all seinen Vorteilen wie zum Beispiel einer verbesserten regelmäßigen Ernährung und einer verbesserten Hygiene, aber auch mit all seinen Nachteilen wie zum Beispiel industrielle Fertigmahlzeiten, sozialer Stress und Umweltverschmutzung zu diesem gehäuften Auftreten des Reizdarmsyndroms beiträgt. Abgesehen von Mutmaßungen wissen wir heutzutage noch zu wenig darüber, wie diese Umweltfaktoren zur Entstehung des Reizdarmsyndroms beitragen. Schon gut belegt ist aber, dass eine höhere Umweltverschmutzung zum Beispiel mit vermehrten Arztbesuchen wegen akuter Bauchschmerzen einhergeht. Ob dies aber auch für chronische Bauchschmerzen im Zusammenhang mit einem Reizdarmsyndrom zutrifft, ist unbekannt.

Können Medikamente an der Erkrankung schuld sein?

Es sind keine Medikamente bekannt, die ein Reizdarmsyndrom auslösen können. Es ist aber möglich, dass einzelne Medikamente aufgrund ihrer Wirkweise Symptome eines Reizdarmsyndroms verschlechtern. So werden zum Beispiel Medikamente, bei denen als Nebenwirkung eine Verstopfung auftritt, die Symptome eines Reizdarmsyndroms vom Ver-

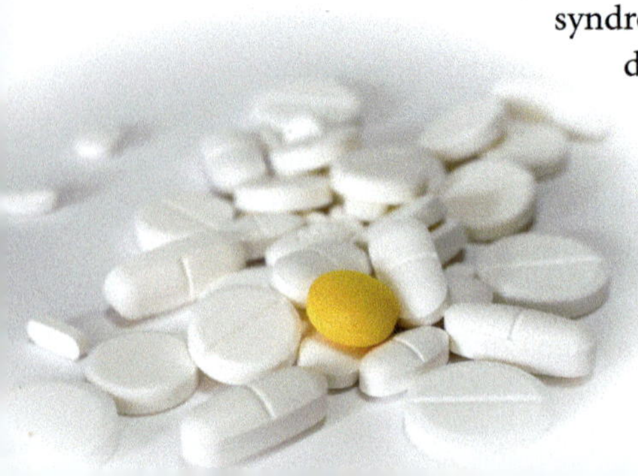

stopfungstyp verschlimmern und andererseits Medikamente, bei denen Durchfall als Nebenwirkung auftreten kann, die Symptome eines Reizdarmsyndroms vom Diarrhötyp verschlimmern. Daher empfiehlt es sich, bei einem Reizdarmsyndrom die Medikamente, die eingenommen werden, dahingehend zu überprüfen, ob sie die Symptome Ihres Reizdarmsyndroms verschlimmern. Klärend ist oftmals das Gespräch mit Ihrem Hausarzt oder Apotheker.

Kann eine Erkrankung in der Vergangenheit das Reizdarmsyndrom verursachen?

Ja, Erkrankungen in der Vergangenheit können ein Reizdarmsyndrom verursachen. Dies ist für kurzzeitige Durchfallerkrankungen wie zum Beispiel eine Reisediarrhö gut belegt. In diesem Fall nennt man das Reizdarmsyndrom ein postinfektiöses Reizdarmsyndrom.

Bei anderen Erkrankungen ist dieser Zusammenhang nicht so eindeutig. Bei chronischen Darmentzündungen, wie zum Beispiel beim Morbus Crohn oder der Colitis ulcerosa, wird ein solcher Zusammenhang oftmals diskutiert. Heutzutage sind Morbus Crohn und Colitis ulcerosa häufig so gut behandelbar, dass die Darmentzündung teilweise völlig abklingt und die Erkrankung möglicherweise geheilt erscheint. Man spricht dann von einer Langzeitremission. Bei diesen Patienten treten im weiteren Verlauf gehäuft Symptome auf, die denen eines Reizdarmsyndroms sehr ähnlich sind – sie werden daher postinflammatorisches Reizdarmsyndrom genannt. Die Frage, ob dies nun tatsächlich ein Reizdarmsyndrom ist oder eine milde Verlaufsform der chronisch entzündlichen Darmerkrankung, ist vermutlich nur von akademischer Bedeutung. Die Symptome werden bei diesen Patienten wie die Symptome eines klassischen Reizdarmsyndroms behandelt und bessern sich zumeist rasch.

Gelegentlich wird auch berichtet, dass sich infolge von Bauchoperationen wie zum Beispiel einer Gallenblasenentfernung später Symptome eines Reizdarmsyndroms zeigen. Hier sollte man sehr vorsichtig sein. Natürlich ist nicht ausgeschlossen, dass nach Bauchoperationen ein Reizdarmsyndrom entstehen kann. Gerade aber nach dem Entfernen der Gallenblase tritt häufig ein Gallensäurenverlustsyndrom auf. Dabei sind die Beschwerden den Symptomen eines Reizdarmsyndroms ähnlich – die Ursache und die Behandlung sind aber ganz anders, sodass dies mit einem Reizdarmsyndrom nichts zu tun hat.

Ähnlich verhält es sich mit anderen Erkrankungen wie zum Beispiel dem Diabetes mellitus, der Zuckerkrankheit. Hier können im langjährigen Verlauf reizdarmähnliche Symptome auftreten, die aber häufig durch eine Schädigung der Darmnerven und Darmmuskeln durch den langjährigen Diabetes verursacht werden, lediglich die Symptome sind ähnlich.

Festzuhalten bleibt, dass – abgesehen vom postinfektiösen Reizdarmsyndrom – für keine andere Erkrankung sicher belegt ist, dass sie ein Reizdarmsyndrom zur Folge haben kann. Oftmals treten in Folge anderer Erkrankungen aber reizdarmähnliche Symptome auf, nach deren Auslöser mit geeigneten diagnostischen Maßnahmen gesucht werden sollte.

Was ist das postinfektiöse Reizdarmsyndrom?

Unter einem postinfektiösen Reizdarmsyndrom versteht man ein Reizdarmsyndrom, das durch eine akute Enteritis, also eine akute Durchfallerkrankung, in der Vergangenheit ausgelöst wurde. Derartige Durchfallerkrankungen werden zum Beispiel durch Bakterien oder Viren ausgelöst. Die meisten Menschen machen im Laufe ihres Lebens eine oder mehrere Durchfallerkrankungen (Enteritiden) durch, ohne dass bei ihnen später ein Reizdarmsyndrom auftritt. Groß angelegte Bevölkerungsstudien konnten belegen, dass nach einer akuten Durchfallerkrankung etwa ein Drittel der Betroffenen auch nach Abklingen der akuten Erkrankung über Magen-Darm-Beschwerden berichtet. Es ist unklar, wieso das so ist, ob es mit dem Bakterium zu tun hat, das den akuten Infekt auslöst, oder ob die Ursache beim Betroffenen selbst liegt. Auf jeden Fall tritt bei ca. einem Drittel der Patienten, die über anhaltende Beschwerden nach einer akuten Durchfallerkrankung berichten, Monate bis Jahre später ein Reizdarmsyndrom auf. Dieses Auslösen eines postinfektiösen Reizdarmsyndroms ist für mehrere Bakterienarten gut belegt. Typische Erreger, in deren Folge ein Reizdarmsyndrom entstehen kann, sind Salmonellen, Campylobacter, Escherichia coli und Shigellen, allesamt klassische Durchfallerreger.

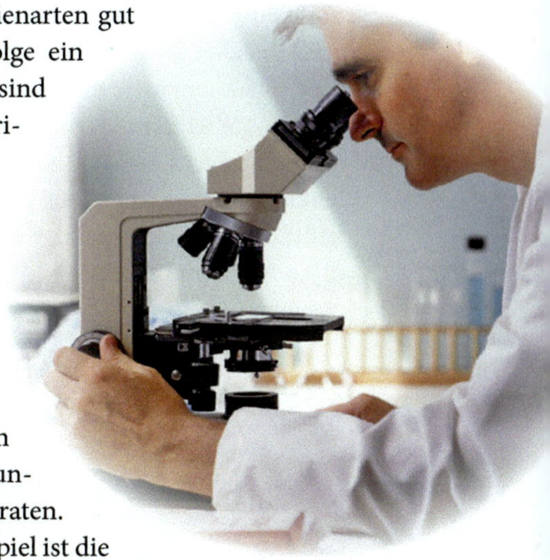

Was passierte im Mai 2000 in Walkerton?

Die besten Erkenntnisse zum postinfektiösen Reizdarmsyndrom gibt es von dem Auftreten von Durchfallerkrankungen, die in bestimmten Regionen auftraten. Ein besonders gut aufgezeichnetes Beispiel ist die Walkerton-Tragödie in Kanada aus dem Jahre 2000. Damals wurde das Trinkwasser einer kleinen Gemeinde mit ca. 5000 Einwohnern mit dem Bakterium Escherichia coli kontaminiert und ca. die Hälfte der Einwohner erkrankte an einer teilweise schweren akuten Durchfallerkrankung (Enteritis). Aus der langfristigen Beobachtung der Einwohner von Walkerton haben wir gelernt, dass auch zehn Jahre nach einer schweren akuten Enteritis das Risiko, von einem Reizdarmsyndrom betroffen zu sein, deutlich erhöht ist.

Unklar ist, ob sich ein postinfektiöses Reizdarmsyndrom verhindern ließe, wenn jede akute Enteritis mit einem Antibiotikum behandelt würde. Unser Wissen ist hier dürftig. Auf jeden Fall wird aktuell nicht empfohlen, jede akute Enteritis mit Antibiotika zu behandeln.

Was sind Triggerfaktoren?

Sie haben sicher festgestellt, dass Ihre Reizdarmsymptome variieren und mal mehr und mal weniger vorhanden sind. Obwohl wir nicht sicher wissen, was das Reizdarmsyndrom verursacht, wissen wir, dass manche Umstände die Symptome auslösen oder verstärken können. Solche Auslöser nennen wir Triggerfaktoren. Triggerfaktoren, die Sie bei sich selber möglicherweise schon festgestellt haben, sind zum Beispiel Stress oder andere Belastungssituationen. Viele Betroffene vermuten auch, dass Nahrungsmittel als Triggerfaktoren für ihre Symptome wirken. Wenn die Triggerfaktoren klar festgestellt werden können, macht es Sinn zu versuchen, seine Lebensweise umzustellen, um diese Faktoren zu vermeiden. Sind Triggerfaktoren aber nicht deutlich erkennbar, gelingt es gelegentlich mithilfe eines Tagebuchs, diese zu identifizieren.

Reizdarmsyndrom
Psychiatrische Erkrankungen

Sind psychiatrische Erkrankungen Krankheitsursache oder Krankheitsauslöser?

Psychiatrische Erkrankungen sind nicht generell Krankheitsauslöser für ein Reizdarmsyndrom. Umgekehrt kann ein Reizdarmsyndrom durch eine psychiatrische Erkrankung möglicherweise ausgelöst, zumindest aber verschlimmert werden. In diesem Zusammenhang sind Depressionen, Angststörungen, Panikerkrankungen, Phobien und Somatisierungsstörungen zu nennen. Möglicherweise äußert Ihr Hausarzt den Verdacht auf eine milde, moderate oder schwere psychiatrische Begleiterkrankung. Wenn dies der Fall ist: Verstecken Sie sich nicht und fühlen Sie sich nicht persönlich gekränkt, sondern ganz im Gegenteil: Versuchen Sie sich von Spezialisten offen beraten zu lassen, denn möglicherweise eröffnen sich Optionen, die Ihre Reizdarmsymptome erklären und behandeln lassen.

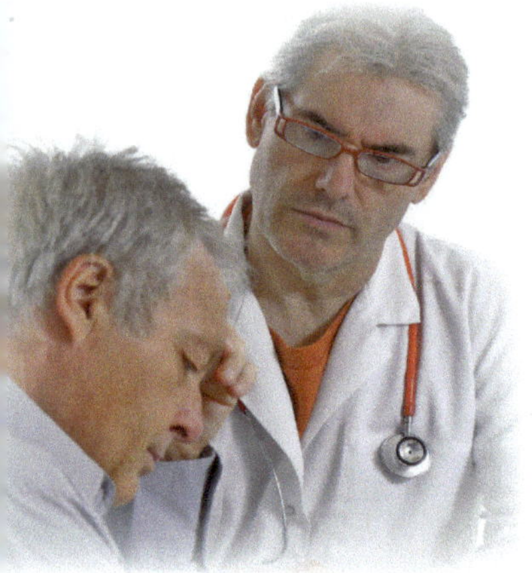

Können Psychopharmaka die Symptome des Reizdarmsyndroms beeinflussen?

Psychopharmaka können die Symptome eines Reizdarmsyndroms sowohl positiv als auch negativ beeinflussen. So können im positiven Sinn bekannte Nebenwirkungen therapeutisch genutzt werden. Zum Beispiel ist ein Psychopharmakon, das als Nebenwirkung zu einer Verstopfung führen kann, gut geeignet für einen Patienten mit einem Reizdarmsyndrom, bei dem Durchfall vorliegt. Zusätzlich sind zahlreiche Psychopharmaka schmerzlindernd, was sich positiv auf die Reizdarmsymptome auswirken kann.

Andererseits können Nebenwirkungen von Psychopharmaka Symptome eines Reizdarmsyndroms verschlimmern. Ein Psychopharmakon mit der Nebenwirkung Verstopfung ist für einen Patienten mit einem Reizdarmsyndrom vom Verstopfungstyp weniger gut geeignet.

In beiden Fällen hilft das klärende Gespräch mit Ihrem Arzt. Dieser kann gegebenenfalls Ihre Medikation an Begleiterkrankungen anpassen. Auf keinen Fall ist es ratsam, die Medikation mit Psychopharmaka eigenmächtig zu verändern.

Manche Psychopharmaka werden gezielt zur Behandlung des Reizdarmsyndroms eingesetzt. Dies sind zumeist Pharmaka, die eine schmerzstillende Wirkung haben, und auf diese Weise wird die viszerale Hypersensitivität in Ihrem Darm behandelt. Sofern Psychopharmaka zur Behandlung der viszeralen Hypersensitivität eingesetzt werden, ist die Dosierung zumeist deutlich niedriger als die Dosierung zur Behandlung einer psychiatrischen Erkrankung.

Viele Patienten mit einem Reizdarmsyndrom nehmen ihre Medikation nicht so ein, wie sie es sollten, weil das Medikament auf der Verpackung zum Beispiel als Antidepressivum bezeichnet wird. Hier sollten Sie das Gespräch mit Ihrem Arzt suchen, damit mögliche Zweifel ausräumt werden können.

Reizdarmsyndrom
... und Zusammenleben

Krankheitsverständnis in der Familie und bei Freunden

Wenn ein Familienangehöriger oder Freund vom Reizdarmsyndrom betroffen ist, hat dies Auswirkungen auf den zwischenmenschlichen Umgang, wie bei jeder anderen Erkrankung auch. Da die Erkrankung Reizdarmsyndrom für viele schwer greifbar ist, mit ihren Symptomen aber im täglichen Leben andauernd präsent ist, ist der Einfluss des Reizdarmsyndroms auf das tägliche Leben und die sozialen Interaktionen größer als bei vielen anderen Erkrankungen, die zum Beispiel mit einer täglichen Tablette gut kontrolliert werden können.

Wie verhalte ich mich als Angehöriger richtig?

Es ist wichtig, den Betroffenen und seine Erkrankung ernst zu nehmen. Es ist aber auch wichtig, der Erkrankung nicht den wichtigsten Platz im Leben einzuräumen. Mit ein paar einfachen verständnisvollen Verhaltensweisen können Sie verhindern, dass das Reizdarmsyndrom eines Partners oder Freundes das soziale Miteinander stört – sie oder er wird es Ihnen danken.

Sie sollten den Betroffenen unterstützen und eine mögliche Unterstützung ist, die Eigeninitiative und die Bewältigungsstrategien des Betroffenen zu loben und wertzuschätzen. Es ist richtig, den Betroffenen als Experten seiner Erkrankung anzuerkennen und ihn nicht mit vermeintlich gut gemeintem Verhalten und Ratschlägen (Geht es dir wirklich gut? Glaubst du, du schaffst das?) in seiner Selbstständigkeit einzuschränken. Es bietet sich auch an, den Betroffenen in seinen Bewältigungsstrategien zu unterstützen, ohne den Betroffenen zu bevormunden. Ebenso ist es ratsam, flexibel zu sein, denn die Symptome der Betroffenen können sich kurzfristig und unvorhergesehen verändern. Dann ist es eher hilfreich, die Pläne ohne Frustration kurzfristig zu ändern – der Betroffene wird für Ihr Entgegenkommen dankbar sein. Konflikte sollten frühzeitig konkret angesprochen werden, um gemeinsam Lösungsvorschläge zu erarbeiten.

Wie verhalte ich mich anderen gegenüber?

Für die Betroffenen mit einem Reizdarmsyndrom bietet es sich an, anderen gegenüber klar auszusprechen, welche Hilfe oder Unterstützung gewünscht wird, damit sich jeder darauf einstellen kann. Sagen Sie aber auch etwas, wenn Sie den Eindruck haben, die Hilfe und Unterstützung Ihrer Umgebung ist zu viel oder nicht so, wie Sie es sich vorstellen. Solche konkreten Gespräche erleichtern auf Dauer das Umgehen miteinander.

Schwanken die Symptome im Menstruationszyklus?

Unabhängig davon, ob ein Reizdarmsyndrom vorliegt, berichten viele Frauen von veränderten gastrointestinalen Symptomen im Zusammenhang mit ihren Monatsblutungen. Dies betrifft Blähungen, Bauchschmerzen, Verstopfung und Durchfall. In der prämenstruellen Phase, also in den Tagen vor der Monatsblutung, sind Bauchschmerzen und Durchfall häufiger und sie zeigen sich ausgeprägt bis zum Ende der Regelblutung. Verstopfungen und Blähungen kommen eher in der Zeit direkt nach dem Eisprung häufiger vor. Die genaue Ursache für diese zyklusabhängigen Veränderungen und Verstärkungen von Symptomen ist unklar, ein Zusammenhang mit den veränderten Konzentrationen der Hormone im Verlauf des monatlichen Zyklus ist aber naheliegend. Für einzelne Hormone ist bekannt, dass sie sowohl die Schmerzwahrnehmung im Darm als auch die Motilität des Darmes, also die Beweglichkeit beeinflussen.

Darüber hinaus ist auch bekannt, dass die menstruellen Beschwerden von Patientinnen mit einem Reizdarmsyndrom stärker wahrgenommen werden. Zusätzlich liegen bei Endometriose häufig reizdarmsyndromähnliche Beschwerden vor. Vorsicht: Bauchschmerzen alleine können in seltenen Fällen auch ein erstes Symptom von Krebserkrankungen im Unterleib sein. Daher wird heutzutage jede Patientin mit einem Reizdarmsyndrom zumindest in Stadium der anfänglichen Abklärung auch von einem Frauenarzt untersucht, sofern sie nicht ohnehin regelmäßig einen Frauenarzt aufsucht.

> **!** Weibliche Hormone beeinflussen die Darmfunktion. Deshalb können Symptome eines Reizdarmsyndroms im zeitlichen Verlauf des Menstruationszyklus unterschiedlich stark auftreten.

Beeinflusst das Reizdarmsyndrom das Sexualleben?

Eine außerordentlich hohe Anzahl von Betroffenen mit einem Reizdarmsyndrom berichtet über sexuelle Funktionsstörungen verschiedenster Art. Dies betrifft Patientinnen und Patienten gleichermaßen. Im Vordergrund stehen Ängste bezüglich der sexuellen Funktion und der Attraktivität. Beides beeinflusst die Bindungsfähigkeit und stört intimes Verhalten. Ebenso ist der sexuelle Antrieb, die Libido, sowohl bei Frauen als auch bei Männern mit einem Reizdarmsyndrom reduziert. Darüber hinaus berichten einige Betroffene über Schmerzempfindungen beim Geschlechtsverkehr.

Wenn das Reizdarmsyndrom das Sexualleben beeinflusst, empfiehlt es sich, einen Arzt zu konsultieren, um andere Ursachen auszuschließen. Abgesehen von einer eventuell notwendigen Untersuchung bei einem Gynäkologen oder Urologen sind die am besten wirksamen Maßnahmen eine ausführliche Information und Aufklärung über die Erkrankung.

Kann ich mit einem Reizdarmsyndrom schwanger werden?

Die Chancen schwanger zu werden, werden durch ein Reizdarmsyndrom nicht beeinträchtigt. Sie können demnach beim Vorliegen eines Reizdarmsyndroms genauso schwanger werden wie jemand, der nicht davon betroffen ist.

Für zukünftige Väter, die von einem Reizdarmsyndrom betroffen sind, ist die Zeugungsfähigkeit nicht beeinträchtigt.

Reizdarmsyndrom bei Schwangeren

Das Reizdarmsyndrom ist eine gutartige Erkrankung. Obwohl das Reizdarmsyndrom mit belästigenden Symptomen einhergeht und es die Lebensqualität dadurch beeinträchtigt, sind keine schwerwiegenden Folgen des Reizdarmsyndroms bekannt. Das gilt auch für die Schwangerschaft bei Patientinnen mit einem Reizdarmsyndrom.

Wirkt sich das Reizdarmsyndrom auf das Kind aus?

In der medizinischen Fachliteratur gibt es Hinweise, dass die Rate an Fehlgeburten bei Patientinnen mit einem Reizdarmsyndrom minimal erhöht ist. Ansonsten gibt es aber keine Anhaltspunkte, dass sich das Reizdarmsyndrom positiv oder negativ auf den Verlauf einer Schwangerschaft, auf das ungeborene Kind, auf die Geburt des Kindes oder die kindliche Entwicklung nach der Geburt auswirkt. Auch für die Stillzeit sind keine Einflüsse eines Reizdarmsyndroms der Mutter auf das zu stillende Kind bekannt.

Ist das Reizdarmsyndrom vererbbar?

Das Reizdarmsyndrom wird nicht im klassischen Sinne vererbt, besser gesagt, es sind aktuell keine speziellen Gene bekannt, über die das Reizdarmsyndrom vererbt wird. Wir wissen aber, dass in Familien, in denen die Eltern oder Geschwister von einem Reizdarmsyndrom oder einer anderen funktionellen Darmerkrankung betroffen sind, das Reizdarmsyndrom häufiger auftritt. Es ist demnach davon auszugehen, dass eine gewisse Veranlagung, an einem Reizdarmsyndrom zu erkranken, vererbt wird.

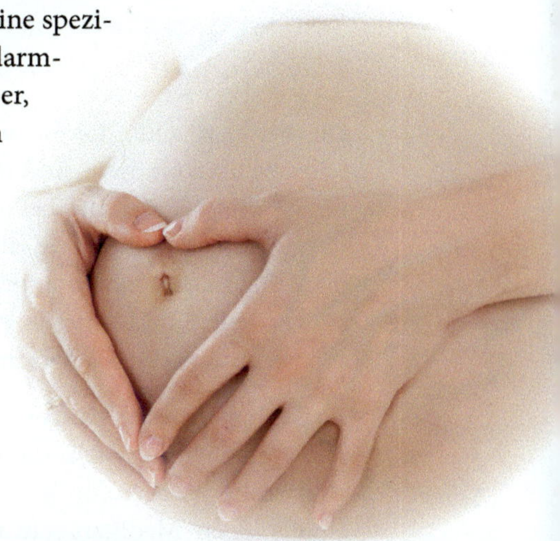

Wie wirkt sich die Schwangerschaft auf mein Reizdarmsyndrom aus?

Hier sind recht unterschiedliche Verläufe möglich. Bei den meisten werdenden Müttern ändert sich an den Reizdarmsymptomen während der Schwangerschaft nichts. Bei einigen werden die Symptome besser, bei einigen etwas schlechter. Wenn es zu einer Verschlimmerung der Symptome während einer Schwangerschaft kommt, ist dies nicht ganz einfach einzuordnen, da auch die Umstellungen Ihres Körpers im Rahmen der Schwangerschaft Ihre Verdauung durcheinanderbringen kann. Es ist nicht einfach zu trennen, ob die Symptome auf die Schwangerschaft zurückzuführen sind oder ob die Symptome dem Reizdarmsyndrom zuzuordnen sind.

Vereinfacht gesagt, gibt es keinen Anlass, den eigenen Kinderwunsch aufgrund eines Reizdarmsyndroms zurückzustellen. Wenn Sie aber vermuten, dass sich Ihre Reizdarmsymptome in der Schwangerschaft verschlimmern, ist es wichtig, dass Sie dies mit Ihrem Arzt besprechen, denn diese Symptomverschlechterung kann auch eine andere Ursache haben.

Kann ich meine Medikamente in der Schwangerschaft weiter einnehmen und was muss ich beachten, wenn ich schwanger werde?

Die Medikamente, die Sie aufgrund Ihres Reizdarmsyndroms verschrieben bekommen, sind im Wesentlichen als sicher einzustufen. Einige dieser Präparate bekommen Sie von einem Arzt verordnet, einige Präparate sind ohne eine Verschreibung erhältlich. Im Zusammenhang mit einer Schwangerschaft sind diese Präparate aber anders zu beurteilen, da nicht alle Präparate in der Schwangerschaft überprüft wurden oder zugelassen sind.

Zu Beginn einer Schwangerschaft oder besser schon in der Planungsphase empfiehlt es sich, die einzunehmenden Präparate mit einem Arzt zu besprechen. So können die in einer Schwangerschaft nicht empfohlenen Medikamente oder Präparate, bei denen Unklarheit herrscht, wie sie sich in einer Schwangerschaft auf das Kind auswirken, identifiziert werden. Wenn dies alles rechtzeitig erfolgt, können diese Präparate von Ihrem Arzt ausgetauscht werden oder es kann für den Zeitraum der Schwangerschaft versucht werden, ohne diese Präparate auszukommen. Möglicherweise gelingt es, während der Schwangerschaft ganz ohne Medikamente und nur mit konservativen Maßnahmen wie Ernährungsumstellungen und durch die Ergänzung von Ballaststoffen auszukommen. Für einige Laxanzien besteht die Gefahr, dass sie vorzeitige Wehen auslösen (z. B. Rizinusöl), deshalb sollten auch nur gelegentlich eingenommene Medikamente mit Ihrem Arzt besprochen werden.

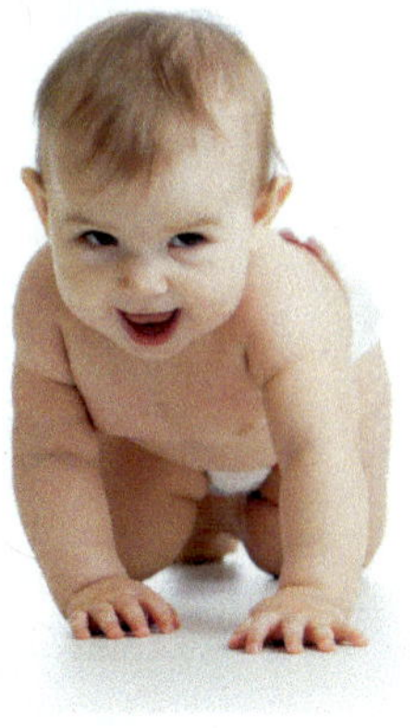

Zusammenfassend lässt sich sagen: Da in der Reizdarmbehandlung zahlreiche Medikamente und Wirkstoffe eingesetzt werden, gibt es keine pauschalen Listen von empfohlenen oder nicht empfohlenen Medikamenten. Dies abzuwägen und dann einzuschätzen, was für Sie sicher ist, macht daher Ihr Arzt.

Zur Sicherheit und Effektivität alternativer Therapieverfahren während der Schwangerschaft, wie z. B. Akupunktur, gibt es keine Angaben. Deshalb sollten Sie solche alternativen Therapien auch mit Ihrem Frauenarzt besprechen. Im Zweifelsfall empfiehlt es sich, derartige alternative Therapien für die Dauer der Schwangerschaft ruhen zu lassen.

Darf ich stillen?

Wenn Sie von einem Reizdarmsyndrom betroffen sind, gibt es keinen Grund, der Sie davon abhalten sollte, Ihr Kind zu stillen.

Wird das Reizdarmsyndrom im höheren Alter anders diagnostiziert und behandelt?

Das Reizdarmsyndrom tritt sowohl im höheren Alter auf als auch im jüngeren. Insgesamt scheint die Anzahl der Patienten, die im höheren Alter medizinische Hilfe für ihr Reizdarmsyndrom benötigen, etwas niedriger zu sein. Ein langjährig bestehendes Reizdarmsyndrom scheint sich in höherem Alter eher zu bessern, ein neu aufgetretenes Reizdarmsyndrom im höheren Alter ist eher selten. Prinzipiell unterscheidet sich die Diagnostik und Therapie des Reizdarmsyndroms im höheren Alter nicht wesentlich von derjenigen bei Jüngeren.

Bei einem im Alter neu aufgetretenen Reizdarmsyndrom sollte auf jeden Fall eine Darmspiegelung durchgeführt werden, um eine bösartige Erkrankung im Bereich des Darmes auszuschließen, und es sollte sehr genau auf anderweitige, möglicherweise alarmierende, Symptome geachtet werden. Solche alarmierenden Symptome sind zum Beispiel ein ungewollter Gewichtsverlust, Blutauflagerungen auf dem Stuhlgang oder ein neu aufgetretener Durchfall.

Bei der medikamentösen Therapie ist im höheren Alter stärker auf die Nebenwirkungen zu achten. Auch auf die Verträglichkeit der eingenommenen Reizdarmmedikamente im Zusammenhang mit anderen eingenommenen Medikamenten und auf Begleiterkrankungen ist zu achten, eine detaillierte Einzelfallberatung kann nur Ihr Arzt vornehmen.

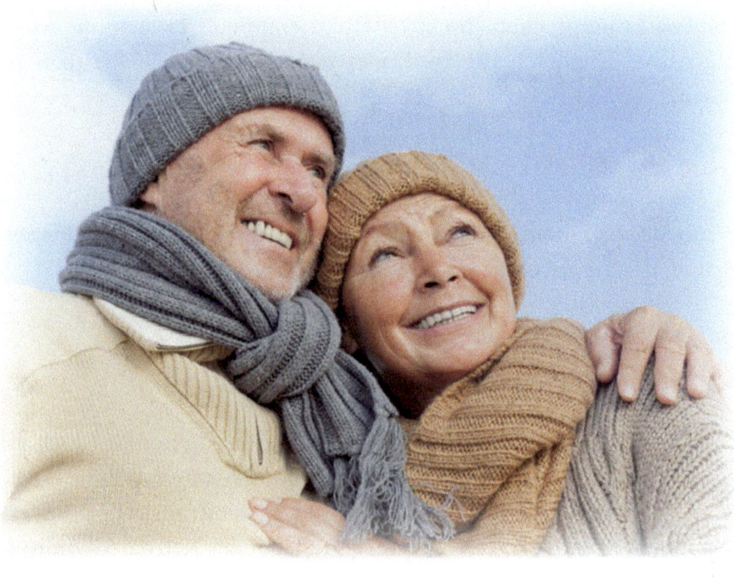

Wird meine Lebenszeit aufgrund der Reizdarmerkrankung reduziert?

Es ist beruhigend zu wissen, dass das Reizdarmsyndrom mit keinen schwerwiegenden Komplikationen einhergeht und auch zu keiner Verkürzung der Lebenszeit führt. Es ist daher nicht notwendig, aufgrund der Diagnose Reizdarmsyndrom zusätzliche medizinische Vorsorgeleistungen in Anspruch zu nehmen.

Das Reizdarmsyndrom verursacht auch keine Krebserkrankungen und führt auch nicht dazu, dass mehr Krebserkrankungen auftreten. Da gynäkologische Krebserkrankungen aber mit ähnlichen Symptomen beginnen können, wird gefordert, dass bei Frauen mit einem Reizdarmsyndrom immer eine Vorstellung beim Frauenarzt erfolgen soll. Ähnliches gilt für den Darmkrebs, sodass bei der ersten Diagnostik meistens eine Darmspiegelung erfolgt und im Weiteren darauf geachtet werden sollte, dass die normale Darmkrebsvorsorge genauso wie bei Patienten ohne Reizdarmsyndrom durchgeführt wird.

Ist das Reizdarmsyndrom eine Behinderung?

Das Reizdarmsyndrom geht mit belästigenden Symptomen einher, die die Lebensqualität einschränken, gelegentlich auch so stark, dass sie eine vorübergehende Arbeitsunfähigkeit nach sich ziehen. Um eine Behinderung im versicherungsrechtlichen Sinne handelt es sich beim Reizdarmsyndrom nicht. Allenfalls in Ausnahmefällen kann aufgrund stärkster, auf verschiedene Behandlungen nicht ansprechender Symptome eine teilweise Behinderung festgestellt werden.

Reizdarmsyndrom
Diagnose

Wie wichtig ist das ärztliche Gespräch?

Das Gespräch mit dem Arzt ist der vertrauensvolle Dreh- und Angelpunkt einer korrekten Diagnose. Schon im ersten Gespräch sollte von allen Beteiligten, also von Arzt, Patient und einem möglicherweise begleitenden Angehörigen, darauf geachtet werden, dass ein aufrichtiges und offenes Klima herrscht, in dem alle Symptome korrekt angesprochen und auch zur Kenntnis genommen werden. Wenn bereits zuvor an anderer Stelle Untersuchungen durchgeführt wurden, sollten diese Ergebnisse mitgebracht werden, damit Ihr Arzt sämtliche Informationen hat, die er benötigt, um die richtigen diagnostischen und therapeutischen Entscheidungen zu treffen.

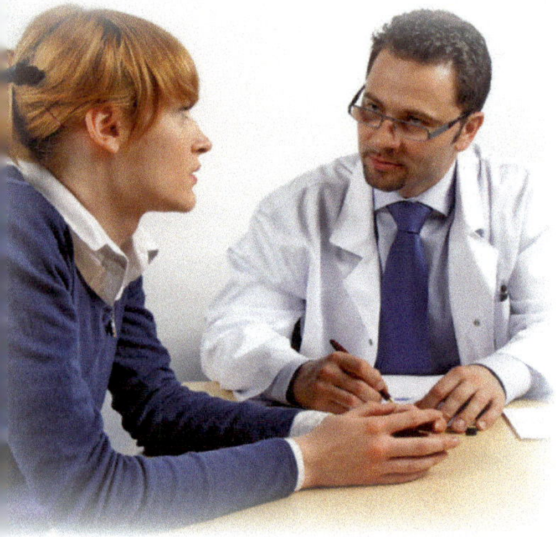

Die notwendigen diagnostischen Maßnahmen sind heutzutage in den entsprechenden Behandlungsleitlinien sehr klar aufgeführt. Schon im ersten Gespräch mit Ihrem Arzt wird die Basis für eine möglicherweise langjährige vertrauensvolle Zusammenarbeit gelegt. Dabei wird Ihr Arzt Sie nicht nur über die vermutete Diagnose informieren, sondern auch darüber, was man unter dem Reizdarmsyndrom versteht und was das für Sie bedeutet.

Sie dürfen jederzeit Fragen stellen, denn es geht ja um Sie. Davon sollten Sie Gebrauch machen, denn wenn Sie ausreichend viel über Ihre Erkrankung wissen und viel davon verstehen, können Sie auch am besten entscheiden, wie und wie umfangreich Ihre Behandlung sein soll.

Um Ihre Symptome korrekt erfassen zu können, wird Ihnen Ihr Arzt eventuell auch standardisierte Fragebögen vorlegen. Zur besseren Einordnung Ihres Stuhlgangs wird er möglicherweise die Bristol-Stuhlformenskala benutzen.

Was ist die Bristol-Stuhlformenskala?

Die Bristol-Stuhlformenskala kann man meist auf einer Schautafel ansehen. Damit kann der Stuhlgang nach Form und Konsistenz eingeordnet werden kann. Ursprünglich wurde die Bristol-Stuhlformenskala entwickelt, um anhand der Stuhlform eine Aussage darüber zu erhalten, wie lange die Nahrung braucht, um vom Mund bis zum After zu gelangen. Dies ist für die Diagnostik gerade bei einer verlangsamten Darmpassage wichtig. Die Bristol-Stuhlformenskala sollte als diagnostisches Hilfsmittel sowohl im ärztlichen Alltag als auch in wissenschaftlichen Studien hilfreich sein. Für den eigentlichen Zweck, für den sie entwickelt wurde, ist die Bristol-Stuhlformenskala nicht so gut geeignet. Besser geeignet ist sie, wenn Veränderungen der Passagezeit im Rahmen einer Therapie erfasst werden sollen, zum Beispiel um einen Therapieerfolg oder ein Therapieversagen zu messen. Hier liegt die eigentliche Stärke der Bristol-Stuhlformenskala. Häufig wird die Bristol-Stuhlformenskala auch von Ärzten verwendet, um im ersten Gespräch die Form und Konsistenz des Stuhlgangs emotionsfrei zu erfassen und damit das möglicherweise zugrunde liegende Problem besser zu erkennen.

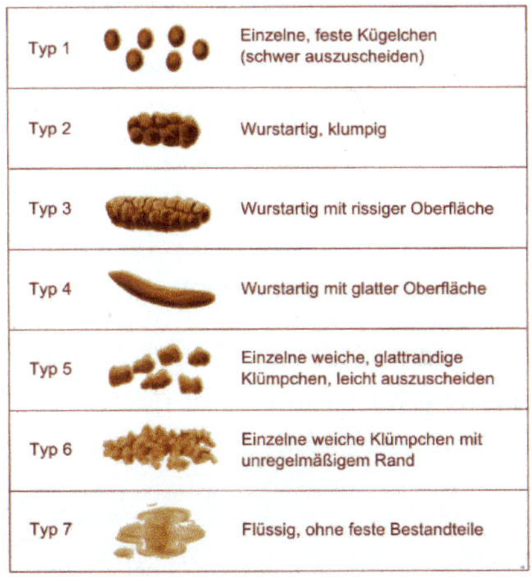

Bristol-Stuhlformenskala.

Wie wird ein Reizdarmsyndrom diagnostiziert?

Die Diagnose eines Reizdarmsyndroms ist klar definiert. Es gibt diagnostische Kriterien, die es uns erlauben, ein Reizdarmsyndrom zu diagnostizieren oder auszuschließen. Bevor diese diagnostischen

Kriterien angewendet werden können, ist es erforderlich, dass Magen-Darm-Erkrankungen, die ähnliche Symptome wie Stuhlgangveränderungen, Bauchschmerzen oder Blähungen verursachen, sicher ausgeschlossen werden. Dazu ist das ärztliche Gespräch wichtig, in dem die Symptome erfasst werden, in dem auch die schon in der Vergangenheit durchgeführte Diagnostik besprochen wird und in dem die weitere notwendige Diagnostik besprochen wird.

Je nachdem, welches Symptom führend ist, unterscheidet sich die Diagnostik. Wenn eine Verstopfung das führende Symptom ist, kommen andere diagnostische Maßnahmen zur Anwendung, als wenn ein Durchfall das führende Symptom ist. Deshalb ist es sehr wichtig, detailliert und präzise zu erfassen, mit welchen Symptomen Ihr Reizdarmsyndrom einhergeht.

Nach dem ärztlichen Gespräch wird Ihr Arzt eine körperliche Untersuchung durchführen, in der er nach Hinweisen auf bestimmte Erkrankungen sucht.

Müssen Blutuntersuchungen gemacht werden?

Häufig unterstützt eine Blutentnahme schon beim ersten Untersuchungstermin die weitergehende Diagnostik. Es wird zunächst eine Basisdiagnostik durchgeführt. Je nachdem, welche Symptome bei Ihnen auftreten, kann es aber auch sein, dass Ihr Arzt zusätzliche Blutwerte bestimmen möchte. Dies wird im Einzelfall entschieden.

Wird auch mein Stuhl untersucht?

Häufig wird, gerade wenn Durchfall im Vordergrund steht, Stuhl zur Untersuchung auf Parasiten, Würmer oder andere Krankheitserreger untersucht. Zu diesem Zweck werden kleine Mengen an Stuhl in Diagnoseröhrchen an spezielle Labore versendet.

Werden weitere Untersuchungen benötigt?

Sehr wertvoll in der Diagnostik der Reizdarmerkrankung ist die Ultraschalluntersuchung der Bauchorgane und die Darmspiegelung. Ob darüber hinaus Röntgenuntersuchungen oder weitere Tests wie Atemtests notwendig sind, hängt sehr vom Einzelfall ab, und wird vom Arzt anhand der von Ihnen geschilderten Symptome entschieden.

Es ist wichtig, auch aus Patientensicht zu erkennen, dass es nicht hilfreich ist, einmal durchgeführte Untersuchungen im Verlauf zu wiederholen, wenn sich die Symptome der Erkrankung nicht grundlegend geändert haben oder zusätzliche alarmierende Symptome aufgetreten sind. Solche wiederholten Untersuchungen sind unnütz und können Sie gefährden, da manche Untersuchungen wie Röntgenuntersuchungen oder Darmspiegelungen mit Risiken verbunden sind, selbst wenn diese Risiken minimal erscheinen.

Als Fazit bleibt festzuhalten, dass zur Diagnostik eines Reizdarmsyndroms Untersuchungen notwendig sind. Die üblicherweise durchgeführten Maßnahmen werden in Leitlinien festgelegt. Es ist darauf zu achten, dass unnütze und wiederholte Diagnostik vermieden wird.

! Es gibt keinen Test, der die Diagnose eines Reizdarmsyndroms bestätigen kann. Alle Untersuchungen dienen dazu, andere Erkrankungen auszuschließen.

Was ist eine Darmspiegelung?

Bei der Darmspiegelung, der Koloskopie, werden der gesamte Dickdarm und ein Teil des Dünndarms mit einer Kamera von innen untersucht. Das Gerät, das dazu benötigt wird, nennt sich Endoskop oder Koloskop. Es handelt sich hierbei um eine flexible Kamera von eineinhalb Meter Länge.

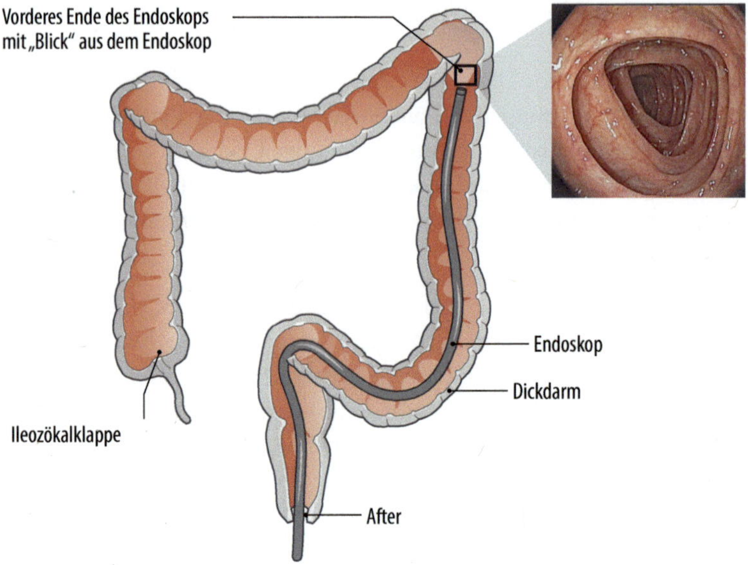

Darmspiegelung (Koloskopie).

Es gibt viele verschiedene Gründe, eine Darmspiegelung durchführen zu lassen. Der häufigste Grund ist die Darmkrebsvorsorge, die aktuell für jeden ab dem 55. Lebensjahr empfohlen wird. Weitere Gründe, eine Darmspiegelung durchführen zu lassen, sind die Abklärung von unklaren Bauchschmerzen, unklarem Gewichtsverlust, Veränderung der Stuhlganggewohnheiten, der Verdacht auf eine Darmentzündung oder die Untersuchung bei blutigem Stuhl. Bei Verdacht auf ein Reizdarmsyndrom wird eine Darmspiegelung durchgeführt, um andere Ursachen, die die Bauchschmerzen oder die Stuhlgangveränderungen erklären können, auszuschließen. Es gibt bei der Darmspiegelung keine typischen Befunde, die auf ein Reizdarmsyndrom hinweisen.

Zusätzlich werden bei der Darmspiegelung zumeist mit einer kleinen Biopsiezange Gewebeproben entnommen. Diese Gewebeproben werden in ein Pathologielabor gesendet und unter dem Mikroskop begutachtet. Dabei wird nach Entzündungszeichen gesucht. Zum Beispiel finden sich bei chronisch entzündlichen Darmerkrankungen (siehe Seite 88) oder der mikroskopischen Kolitis (siehe Seite 85) spezifische, einfach zu erkennende Veränderungen, die eine Diagnose ermöglichen. Bei einem Reizdarmsyndrom werden solche Gewebeproben auch untersucht. Es findet sich dann aber keine Entzündung. Vielmehr werden die Gewebeproben entnommen, um andere Ursachen Ihrer Beschwerden sicher auszuschließen. Andere Befunde, die im Zusammenhang mit einem Reizdarmsyndrom ausgeschlossen werden sollen, sind Darmgeschwüre, Tumoren, Darmwandausstülpungen, sogenannte Divertikel, Engstellungen im Darm, sogenannte Stenosen, Polypen oder Blutungsquellen.

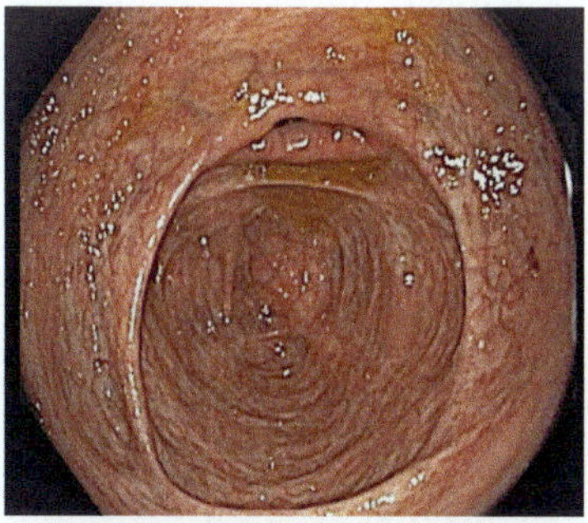

Der Anfang des Dickdarms ist daran erkennbar, dass in der oberen Bildhälfte der Dünndarm mit einer hier spaltförmigen Öffnung, der Ileozökalklappe, in den Dickdarm mündet.

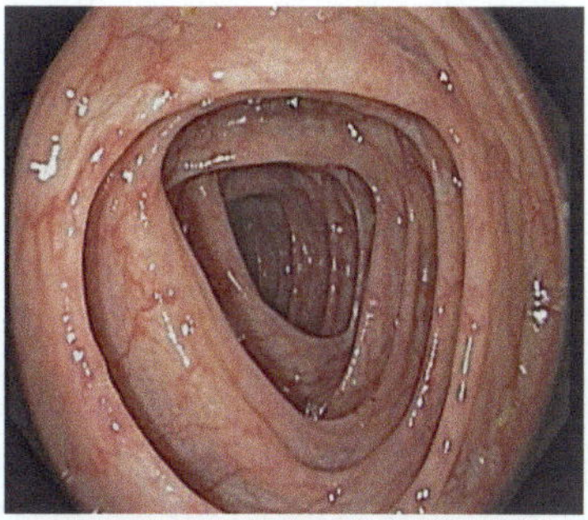

Im mittleren Bereich des Dickdarms sind die ringförmigen Dickdarmfalten und die rosig durchblutete Schleimhaut sehr gut erkennbar.

Damit eine Darmspiegelung durchgeführt werden kann, müssen Sie sich und Ihren Darm vorbereiten. In einem Aufklärungsgespräch, das in der Regel ein paar Tage vor der Untersuchung stattfindet, werden Ihnen die Vorbereitung, die Untersuchung und die damit verbundenen Risiken detailliert erklärt.

Zur Untersuchung selbst muss der Dickdarm völlig leer sein. Um dies zu erreichen, vermeidet man idealerweise zwei bis drei Tage vor der Untersuchung ballaststoffreiche Ernährung, da diese nur schwer aus dem Dickdarm entfernt werden kann. Zusätzlich werden Sie am Abend vor der Untersuchung eine spezielle Darmreinigungslösung zum Trinken erhalten. Diese wird Ihren Darm freispülen. Bei der Darmreinigungslösung handelt es sich um salzhaltiges Wasser mit einem Gesamtvolumen von ein bis zu vier Litern. Merken Sie sich ein paar Dinge im Zusammenhang mit Ihrer Vorbereitung:

Keine der Lösungen schmeckt wirklich gut, es handelt sich nicht um ein Erfrischungsgetränk, sondern um eine Lösung zur Darmspülung. Die Hersteller geben sich große Mühe, diese Lösungen geschmacklich zu verfeinern, dennoch ist es keine Limonade.

Die Lösungen sollten nach strengen zeitlichen Vorgaben getrunken werden. Der Beipackzettel gibt Ihnen Informationen dazu, auch darüber, in welcher Zeit Sie die Lösung trinken müssen. Achten Sie darauf, diese einzuhalten, denn nur wenn die Lösung ausreichend schnell getrunken wird, erzielt sie auch den gewünschten spülenden Effekt. Um das oben Beschriebene auf einen Punkt zu bringen: Diese Spüllösung sollte wie ein Tsunami durch Ihren Dickdarm rauschen, nicht wie ein ruhig vor sich hin fließendes Bächlein.

Sie haben sich entschieden, eine Darmspiegelung durchführen zu lassen, und wenn dies so ist, dann machen Sie es auch richtig. Das A und O von Ihrer Seite ist die ausreichende Reinigung, denn nur wenn Ihr Darm ausreichend gespült ist, kann der Untersucher hinter jede Falte und in jede Ecke sehen. Sie wollen für sich das bestmögliche Untersuchungsergebnis und dafür sollten Sie bei Ihnen die bestmögliche Sauberkeit schaffen – damit alles gesehen werden kann.

Während der Untersuchung wird der Dickdarm mit Raumluft aufgeblasen, damit er ideal eingesehen werden kann. Die eingeblasene Luft verursacht bei manchen Patienten nach der Untersuchung Bauchschmerzen und einen vermehrten Abgang von Winden. Sie sollten darauf achten, nach der Untersuchung die Luft aus Ihrem Darm entweichen zu lassen, um Schmerzen gar nicht erst aufkommen zu lassen.

Die Darmspiegelung selbst kann ohne Narkose oder mit Narkose durchgeführt werden. Dies sollten Sie persönlich mit dem Arzt besprechen, der Sie aufklärt, denn die Entscheidung wird jeweils im Einzelfall getroffen und hängt auch von Ihrem allgemeinen Gesundheitszustand ab. Alternativen zur Darmspiegelung, die uns die gleiche diagnostische Aussage ermöglicht, idealerweise mit Gewebeproben, gibt es nicht.

Kann der Dünndarm auch untersucht werden?

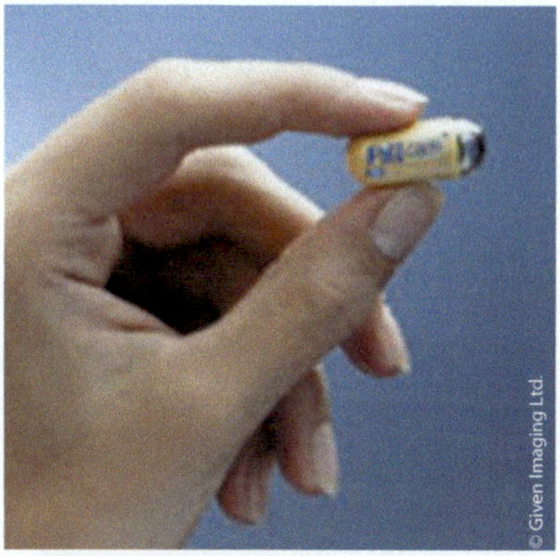

Kapselendoskopie.

Während der Dickdarm mit dem Endoskop gut einsehbar ist, wird der Dünndarm nicht so einfach erreicht. Um den Dünndarm direkt beurteilen zu können, ist die einzige Möglichkeit die Untersuchung mit einer Kamera. Es ist meistens jedoch nicht notwendig, den Dünndarm mit einer Kamera zu beurteilen. Im Rahmen der Reizdarmdiagnostik spielt diese Untersuchung des Dünndarms nur eine untergeordnete Rolle. Allenfalls bei seltenen Fragestellungen, zum Beispiel der Suche nach einer Blutungsquelle im Dünndarm, wird eine Untersuchung des Dünndarms mit einer Kamera durchgeführt. Dabei wird eine Kamera geschluckt, die unwesentlich größer ist als eine Medikamentenkapsel. Diese Kamera wird durch die Darmbewegung aus dem Magen durch den gesamten Dünndarm transportiert. Auf diesem Weg durch den Dünndarm macht die Kamera Bilder, die nach der Untersuchung auf einem Computer ausgewertet werden können.

Was kann die Kapsel noch messen?

Diese Kapsel-Technik wurde in den letzten Jahren weiterentwickelt und es ist heutzutage möglich, mit solch einer Minikapsel sowohl den Säuregehalt im Magen und Dünndarm zu messen als auch die Dünndarmmotilität, also die Dünndarmbeweglichkeit, zu erfassen. Solch ein Test ist manchmal erforderlich, wenn es darum geht, die Magenentleerungszeit bei einer Magenentleerungsstörung oder den Dünndarmtransport bei einer schweren Verstopfung zu beurteilen.

Brauche ich auch eine Magenspiegelung?

Manchmal ist im Zusammenhang mit der Diagnose eines Reizdarmsyndroms auch eine Magenspiegelung erforderlich. Genauer gesagt handelt es sich um eine Ösophago-Gastro-Duodenoskopie: mit dieser endoskopischen Untersuchungstechnik werden die Speiseröhre, der Magen und der Zwölffingerdarm eingesehen. Die Untersuchungskamera – das dafür verwendete Endoskop – ist eine flexible Kamera, die im Vergleich zum Koloskop aber nur halb so lang ist und einen geringeren Durchmesser hat.

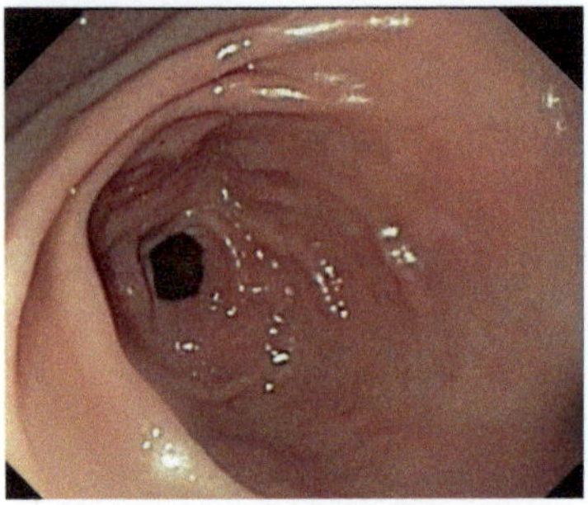

Hier sieht man die untere Hälfte des Magens und hinten im Bild den etwas geöffneten Magenausgang (Magenpförtner).

Im Zusammenhang mit einem Reizdarmsyndrom wird eine Magenspiegelung (Gastroskopie) häufig dann durchgeführt, wenn Durchfall oder Blähungen zu den führenden Symptomen gehören und Gewebeproben aus dem Zwölffingerdarm zur weiteren Diagnostik entnommen werden sollen. Ebenso wird eine Magenspiegelung durchgeführt, wenn Magenschmerzen oder Magenkrämpfe sowie Sodbrennen als begleitende Symptome vorliegen. Auch kann es sein, dass Ihr behandelnder Arzt aufgrund der von Ihnen geschilderten Symptome andere Erkrankungen wie ein Magengeschwür oder eine Schleimhautentzündung ausschließen möchte.

Zur Untersuchung sollte man nüchtern sein. Idealerweise hat man in den letzten sechs bis acht Stunden vor der Untersuchung nichts gegessen und nichts getrunken. Die Kamera wird durch den Mund in die Speiseröhre eingeführt. Dies kann nach einer Betäubung des Rachens mit einem Betäubungsspray oder auch unter einer kurzen Narkose erfolgen. Auch während einer Magenspiegelung können Gewebeproben entnommen werden, die unter dem Mikroskop untersucht werden. Gerade wenn das Symptom Durchfall bei Ihnen vorliegt, sind diese Gewebeproben wichtig, um andere Erkrankungen, die mit Durchfall einhergehen und oftmals nur in Gewebeproben erkennbar sind, auszuschließen.

Welche Blutuntersuchungen sind erforderlich?

Im Zusammenhang mit dem Reizdarmsyndrom wird Ihr behandelnder Arzt auch eine Blutentnahme durchführen. Es können keine Laborwerte bestimmt werden, die ein Reizdarmsyndrom beweisen, solche Laborwerte gibt es aktuell noch nicht. Vielmehr sollen diese Laborwerte einen Überblick über Ihren generellen Gesundheitszustand geben und andere Ursachen, die Ihre Symptome erklären könnten, untersuchen. Es werden zum Beispiel häufig Laborwerte zur Funktion der Schilddrüse untersucht, denn eine Schilddrüsenunterfunktion kann mit Verstopfung, eine Schilddrüsenüberfunktion mit Durchfall einhergehen. Ebenso wird der Blutzucker überprüft, da die Zuckerkrankheit mit reizdarmähnlichen Symptomen verbunden sein kann.

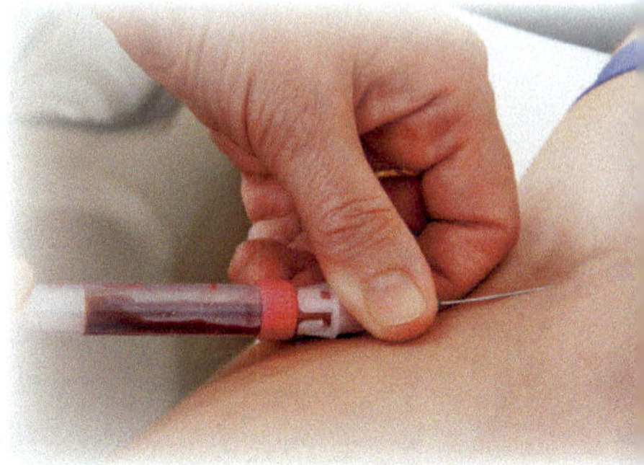

Entsprechend der von Ihnen geschilderten Symptome wird Ihr Arzt dieses sogenannte Basislabor und möglicherweise im Einzelfall zusätzliche Laborwerte bestimmen. Die zusätzlichen Laborwerte dienen dazu, weitere Erkrankungen zu belegen oder auszuschließen, je nachdem, welche Erkrankung Ihr Arzt bei Ihnen vermutet.

Sind Urinuntersuchungen erforderlich?

Bei Symptomen, die auf ein Reizdarmsyndrom hinweisen, werden häufig Urinuntersuchungen durchgeführt, um Infektionen oder andere Erkrankungen im Bereich von Blase und Harnwegen auszuschließen.

Was ist eine Ultraschalluntersuchung?

Bei einer Ultraschalluntersuchung des Bauches, auch Oberbauchsonografie genannt, können Organe und Strukturen im Bauch untersucht werden. Idealerweise wird diese Untersuchung durchgeführt, wenn man nüchtern ist. Dann befindet sich wenig Darmgas und wenig Darminhalt im Bauch und dies erleichtert das Einsehen der gewünschten Organe. Es bietet sich auch an, am Tag vor der Untersuchung keine blähenden Nahrungsmittel zu sich zu nehmen, idealerweise sollen Hülsenfrüchte völlig vermieden werden. Die Untersuchung kann auch durchgeführt werden, wenn man nicht nüchtern ist; die Aussagekraft ist dann jedoch eingeschränkt.

Die Untersuchung selbst findet im Liegen statt, man liegt dabei auf dem Rücken. Die Oberbauchsonografie ermöglicht eine gute Beurteilung der Leber und den Ausschluss von vielen Lebererkrankungen, zum Beispiel einer Fettleber, von Leberzysten oder einer Leberzirrhose. Ebenso können die Gallenwege und die Gallenblase beurteilt werden. Eine Gallenblasenentzündung oder Gallensteine können so sicher ausgeschlossen werden. Darüber hinaus werden die Bauchspeicheldrüse, die Milz, die beiden Nieren, die Lymphknoten im Bauchraum und die großen Bauchgefäße, wie die Hauptschlagader, beurteilt. Beim Verdacht auf ein Reizdarmsyndrom wird eine Ultraschalluntersuchung meist bei der Erstdiagnostik durchgeführt.

Sollten Röntgenuntersuchungen angeordnet werden?

In der Routinediagnostik eines Reizdarmsyndroms spielen Röntgenuntersuchungen eine untergeordnete Rolle. Es gibt keine Röntgenuntersuchungen, mit denen ein Reizdarmsyndrom belegt oder ausgeschlossen werden kann.

Es kann aber sein, dass Ihr Arzt zum Ausschluss anderer Erkrankungen oder bei speziellen Fragestellungen im Zusammenhang mit Ihrem Reizdarmsyndrom Röntgenuntersuchungen anordnet. Bestehen bei Ihnen zum Beispiel zeitgleich Schluckbeschwerden, dann ist eine Röntgenbreischluckuntersuchung hilfreich.

Gelegentlich ist es auch notwendig, sofern Ihre Bauchschmerzen ein sehr unspezifisches Bild zeigen, eine Röntgenaufnahme oder sogar eine Computertomografie des Bauches durchzuführen. Manchmal ist es auch sinnvoll, Röntgenaufnahmen des Dünndarms anzufertigen. Dies ist insbesondere dann der Fall, wenn Ihr Arzt den Verdacht hat, dass es in Ihrem Dünndarm eine Engstelle gibt, eine sogenannte Stenose. Sehr selten wird bei einem Verdacht auf Verwachsungen im Bauchraum eine Kernspintomografie, ein sogenanntes Verwachsungs-MR durchgeführt.

Im Zusammenhang mit Ihrem Reizdarmsyndrom ist es möglicherweise auch erforderlich, eine Röntgenuntersuchung durchzuführen, bei der untersucht wird, wie schnell die Nahrung in Ihrem Darm weitertransportiert wird. Für diese Untersuchung wird sechs Tage lang jeden Tag eine Kapsel mit röntgendichten Markern geschluckt und am siebten Tag wird eine Röntgenaufnahme des Bauches durchgeführt. Auf dem Röntgenbild erkennt man, wie sich die in den Tagen zuvor geschluckten Röntgenmarker verteilen, und kann damit Hinweise auf eine zu schnelle oder eine zu langsame Transportgeschwindigkeit im Darm gewinnen.

In seltenen Fällen, wenn Sie zum Beispiel das Gefühl einer inkompletten Darmentleerung haben, kann es notwendig sein, eine radiologische Darmentleerungsuntersuchung, eine sogenannte Defäkografie, durchzuführen. Hierbei sieht der Untersucher, ob es tatsächlich zu einer inkompletten Darmentleerung kommt. Falls dies so ist, können anhand der Untersuchung häufig Rückschlüsse auf die Ursache getroffen werden.

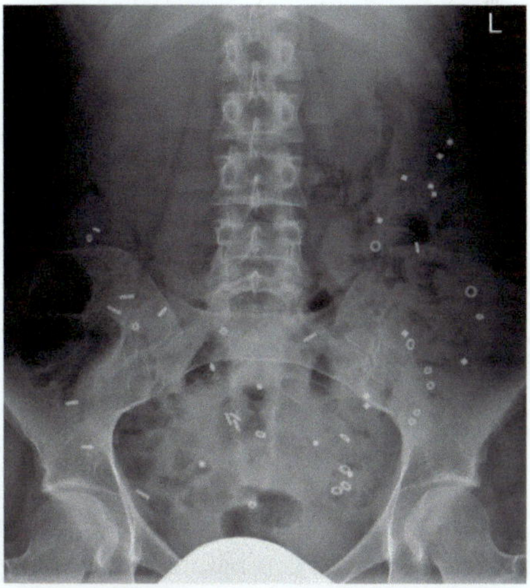

Auf diesem Röntgenbild, das bei einem Kolon-Transit-Test durchgeführt wurde, erkennen Sie eine gleichmäßige Verteilung der verschiedenen röntgendichten Marker. Aus der Anzahl und der Verteilung kann die Transportgeschwindigkeit des Dickdarmes errechnet werden.

Welche Stuhluntersuchungen können durchgeführt werden?

Beim Reizdarmsyndrom werden verschiedene Stuhluntersuchungen durchgeführt. Einige davon sind Routineuntersuchungen, andere werden bei speziellen Fragen durchgeführt. Insbesondere dann, wenn Sie unter Durchfall leiden, werden Stuhlproben an ein Labor geschickt, um nach Durchfall auslösenden Keimen zu suchen. Diese Keime können Bakterien oder Viren sein. Es wird aber auch nach Würmern oder anderen Darmparasiten wie z. B. Lamblien gesucht.

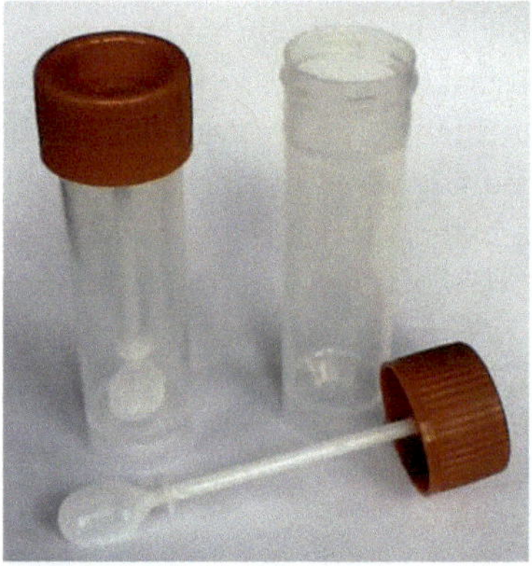

Stuhltest.

In seltenen Fällen sind Stuhluntersuchungen auch geeignet, Erkrankungen der Bauchspeicheldrüse zu erkennen. Um Darmentzündungen auszuschließen, werden gelegentlich auch Untersuchungen von Entzündungsmarkern im Stuhl durchgeführt. Manchmal sind auch zusätzliche Stuhluntersuchungen notwendig, um zu testen, ob bei Ihnen gefundene Darmbakterien Resistenzen auf Antibiotika zeigen.

Was sind Atemtests?

Verschiedene Atemtests sind bei Symptomen des Reizdarmsyndroms hilfreich und werden häufig eingesetzt. Das liegt daran, dass Atemtests wertvolle Informationen geben und einfach durchzuführen sind. Die am häufigsten durchgeführten Atemtests sind Wasserstoff-Atemtests oder der ^{13}C-Harnstoff-Atemtest.

Wasserstoff-Atemtests funktionieren alle nach einem ähnlichen Prinzip. Nach einer 12-stündigen Nüchternphase bekommen Sie eine in Wasser gelöste Testsubstanz zum Trinken. Diese Testsubstanz unterscheidet sich bei den verschiedenen Tests; es sind meist Kohlenhydrate, je nachdem, welche Körperfunktion getestet werden soll. Nachdem die Testsubstanz getrunken wurde, wird sie im Magen-Darm-Trakt verstoffwechselt und die entstehenden Abbauprodukte werden teilweise über die Lunge ausgeatmet. Daher der Name Atemtest. Um diese Abbauprodukte in der Ausatemluft zu erfassen, werden Sie gebeten, über einen Zeitraum von ein bis drei Stunden, je nach Testverfahren, alle 30 Minuten in einen Atembeutel auszuatmen. Die Konzentration der Abbauprodukte in der Atemluft lässt dann einen Rückschluss zu, ob bei Ihnen eventuell Fehlfunktionen vorliegen.

Typische Atemtests sind der Laktose-Atemtest bei Verdacht auf Laktoseintoleranz, der Fruktose-Atemtest bei Verdacht auf Fruktoseintoleranz und der Sorbit-Atemtest bei Verdacht auf Sorbitintoleranz. Ein Glukose-Atemtest oder ein Laktulose-Atemtest werden durchgeführt, falls bei Ihnen der Verdacht auf eine bakterielle Fehlbesiedelung im Dünndarm besteht. Der Laktulose-Atemtest kann auch dazu verwendet werden, um die Dünndarm-Transitzeit zu bestimmen.

Beim ^{13}C-Harnstoff-Atemtest wird als Testsubstanz ^{13}C-markierter Harnstoff in einer Flüssigkeit, häufig Orangensaft, verabreicht und nach 30 Minuten wird einmalig eine Probe der Ausatemluft untersucht. Dieser Test eignet sich, um Helicobacter pylori nachzuweisen, ein Bakterium, das den Magen besiedeln kann.

Was ist Helicobacter pylori?

Helicobacter pylori ist ein Bakterium, das an seiner Außenhülle mehrere Geißeln besitzt. Helicobacter pylori kann unseren Magen besiedeln. Das ist ungewöhnlich, da der Magen aufgrund der Magensäure üblicherweise nicht von Bakterien besiedelt wird. Aufgrund spezieller Schutzmechanismen kann das Bakterium Helicobacter trotz der aggressiven Magensäure überleben.

Eine Besiedelung des Magens mit Helicobacter pylori kann folgenlos bleiben, kann aber auch mit Symptomen einhergehen. Die Helicobacter-pylori-Besiedelung wird mit einer Magenschleimhautentzündung, also einer Gastritis, mit Magen- und Zwölffingerdarmgeschwüren und sogar mit der Entstehung von Magenkarzinomen in Verbindung

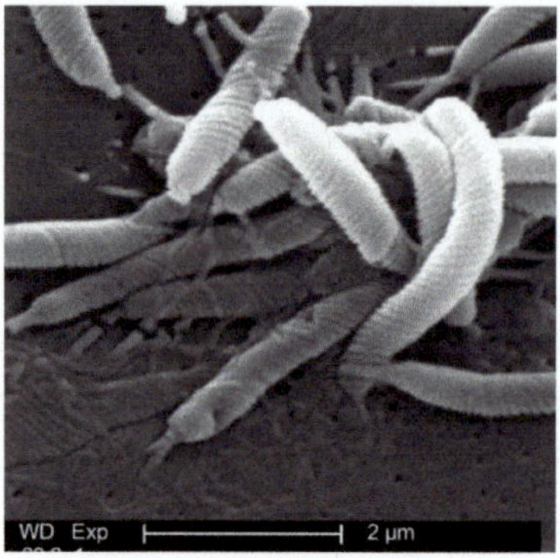

Helicobacter pylori im Elektronenmikroskop.

gebracht. Häufig verursacht die Helicobacter-pylori-Besiedelung Magenschmerzen wie bei einem Reizmagen. Deshalb wird der Helicobacter-pylori-Atemtest häufig bei Magenschmerzen durchgeführt, um eine solche Besiedelung zu diagnostizieren. Wenn der Magen mit Helicobacter pylori besiedelt ist, kann mit einer Kombination aus verschiedenen Antibiotika behandelt werden.

Was ist ein Magenentleerungstest?

Wenn überprüft werden soll, ob die Magenentleerungsgeschwindigkeit verzögert, normal oder zu schnell ist, kommen unterschiedliche Tests zur Anwendung. Die Überprüfung der Magenentleerungsgeschwindigkeit ist dann hilfreich, wenn zusätzliche Symptome wie Völlegefühl, Übelkeit oder Erbrechen auftreten. Verschiedene Ursachen können zu diesen Symptomen führen, zum Beispiel die Magenlähmung, medizinisch Gastroparese genannt, eine Verengung des Magenpförtners, medizinisch Pylorusstenose genannt oder eine Verengung des Zwölffingerdarms, medizinisch Duodenalstenose genannt.

Zwei verschiedene Testverfahren werden hauptsächlich zur Untersuchung der Magenentleerungsgeschwindigkeit angewandt. Das eine Testverfahren nennt sich Magenentleerungsszintigrafie. Dabei wird zunächst eine Testmahlzeit aufgenommen, die mit einem sehr schwachen radioaktiven Marker versehen ist. Über ein Messgerät, vor dem man zwei bis drei Stunden sitzt, wird nun aufgezeichnet, mit welcher Geschwindigkeit sich der Magen entleert. Je nach Zusammensetzung der Testmahlzeit kann die Magenentleerungsgeschwindigkeit speziell für flüssige Speisen oder für feste Speisen erfasst werden, je nachdem, welche Speisen bei Ihnen Symptome verursachen. Obwohl die aufgenommene Radioaktivität bei diesem Test ausgesprochen gering ist, wird dieses Testverfahren sehr selten eingesetzt.

Ein weiteres Testverfahren ist ein Magenentleerungs-Atemtest. Bei diesem Test wird eine Testmahlzeit mit einem Testmarker markiert. Nach diesem Marker wird der Test ^{13}C-Oktansäure-Atemtest genannt. Über einen Zeitraum von vier Stunden wird über die Atemluft ^{13}C abgeatmet, und zwar in Abhängigkeit von der Magenentleerungsgeschwindigkeit. Die Genauigkeit ist mit dem ^{13}C-Oktansäure-Atemtest etwas niedriger als mit der Magenentleerungsszintigrafie, aufgrund der einfacheren Durchführung und der fehlenden radioaktiven Belastung wird dieser Test aber häufiger eingesetzt.

Braucht es noch weitere Untersuchungen?

Da die Reizdarmsymptome sehr unspezifisch sind, ist bei Frauen auf jeden Fall eine Untersuchung beim Frauenarzt erforderlich, um eine Ursache im gynäkologischen Bereich auszuschließen. Zur Abklärung eines Reizdarmsyndroms sind, abgesehen von den oben genannten Untersuchungen, keine weiteren Untersuchungen erforderlich, sofern keine zusätzlichen Symptome bestehen

! Das Reizdarmsyndrom kann von einem Arzt mit den diagnostischen Rom-Kriterien sicher diagnostiziert werden. Es ist nicht notwendig, ohne speziellen Verdacht endlose zusätzliche Tests durchzuführen.

Gibt es Untersuchungen, die nicht durchgeführt werden sollten?

Manche Untersuchungen haben im Zusammenhang mit dem Reizdarmsyndrom wenig Sinn. So ist es bei einem Reizdarmsyndrom meistens nicht hilfreich, Stuhluntersuchungen durchzuführen, die die gesamte Stuhlflora erfassen. Solche Untersuchungen werden oft Darm-Ökogramm genannt. Es ist auch nicht hilfreich, ohne medizinischen Verdacht Untersuchungen auf Pilze im Stuhl, z. B. Candida, durchzuführen. Medizinisch wegweisende Rückschlüsse können aus diesen häufig teuren Untersuchungen meistens nicht gezogen werden.

Ebenso ist es nicht hilfreich, ohne Verdacht auf eine spezielle Allergie, Blutuntersuchungen oder Hauttestungen zur allgemeinen Allergietestung durchzuführen. Diese Untersuchungen geben dann häufig Hinweise auf vielleicht bestehende Allergien, die im Alltag gar nicht relevant und damit schwer zu interpretieren sind.

Sollen die Untersuchungen regelmäßig wiederholt werden?

Nein. Bei einem einmal diagnostizierten Reizdarmsyndrom ist es nicht notwendig, Untersuchungen regelmäßig zu wiederholen. Dies gilt auch, wenn das Reizdarmsyndrom über mehrere Jahre besteht. Abweichend davon können erneute Untersuchungen notwendig werden, wenn sich die Symptome Ihres Reizdarmsyndroms verändern oder wenn andere alarmierende Symptome hinzukommen. Alarmierende Symptome sind zum Beispiel ein ungewollter Gewichtsverlust, Blutauflagerungen auf dem Stuhl, Appetitlosigkeit oder ein neu aufgetretener Durchfall.

Reizdarmsyndrom
Erkrankungen mit ähnlichen Symptomen

Gibt es Erkrankungen mit ähnlichen Symptomen?

Ja, es gibt zahlreiche Erkrankungen, die ähnliche Symptome wie ein Reizdarmsyndrom aufweisen. Manchmal kommen diese Erkrankungen auch gleichzeitig vor und so kann es gelegentlich schwierig sein, solche Erkrankungen von einem Reizdarmsyndrom abzugrenzen. Die wichtigsten Erkrankungen mit ähnlichen Symptomen werden im Folgenden dargestellt.

Was ist eine Zöliakie?

Unter einer Zöliakie, auch einheimische Sprue genannt, versteht man eine Erkrankung des Dünndarms, bei der es durch Gluten zu einer Dünndarmentzündung kommt. Gluten ist in der Nahrung enthalten und es ist ein Bestandteil der meisten Getreidesorten; umgangssprachlich wird es auch als Klebereiweiß bezeichnet.

Die Zöliakie kann mit unterschiedlich starken Symptomen einhergehen. Diese Symptome reichen von gar nicht spürbaren bis zu sehr ausgeprägten Symptomen. Typische Symptome sind Durchfall, Blähungen, Bauchschmerzen, Gewichtsverlust, Müdigkeit, Appetitlosigkeit und bei Kindern häufig eine verlangsamte körperliche Entwicklung. In Deutschland ist in etwa einer von 500 Einwohnern von einer Zöliakie betroffen, wobei bei vielen Betroffenen keine Symptome auftreten und dies nur in Laboruntersuchungen erkennbar ist.

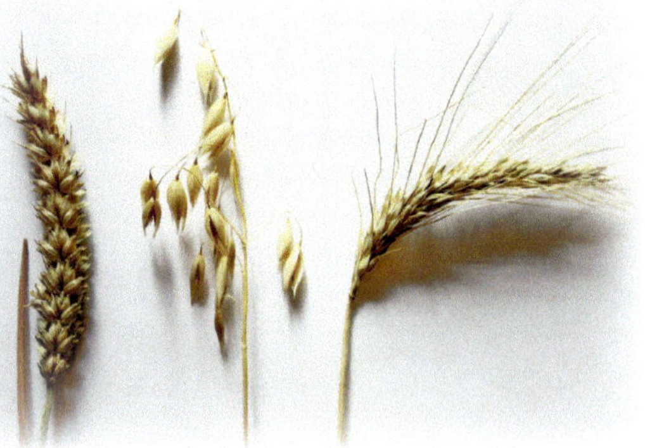

Gluten ist ein Nahrungsbestandteil, der in Getreideprodukten enthalten ist und üblicherweise gut vertragen und verdaut wird. Bei Patienten mit einer Zöliakie lösen Glutenbestandteile eine Immunreaktion in der Darmschleimhaut aus und führen so zu einer Entzündung. Bei dieser Immunantwort werden Antikörper gegen Gluten und gegen körpereigene Antigene gebildet, es handelt sich demnach um eine Autoimmunerkrankung. Je nachdem, wie stark die Immunantwort ausfällt, wird die Dünndarmschleimhaut mehr oder weniger stark geschädigt. Diese Schädigung kann bis zum vollständigen Verlust der Dünndarmzotten fortschreiten, damit geht dann auch die Funktion des Dünndarms verloren. In einem solchen Fall steht unter anderem nicht mehr genügend Darmoberfläche zur Verfügung, um die Nährstoffe aus dem Darminneren aufzunehmen.

Bei einem Verdacht auf Zöliakie können Bluttests wertvolle Hinweise geben. In diesen Bluttests können die Antikörper gegen Gluten und gegen die körpereigenen Antigene nachgewiesen werden. Zusätzliche Information erhält man durch Gewebeproben aus dem Dünndarm, die während einer Magen-Darm-Spiegelung entnommen werden. Unter dem Mikroskop erkennt man an diesen Gewebeproben die typische Entzündung der Dünndarmschleimhaut und den Verlust der Dünndarmzotten sowie weitere typische Veränderungen der Darmwand.

Die Behandlung einer Zöliakie besteht lebenslang aus einer glutenfreien Diät, da die Erkrankung das ganze Leben lang bestehen bleibt. Unterstützt wird dies durch Ernährungsberatung, da alle Nahrungsmittel, die Getreidesorten mit einem hohen Glutengehalt enthalten, vermieden werden müssen. Die Ernährungsberatung ist unter anderem deshalb so wichtig, da auch Produkte wie zum Beispiel Bier, die wir auf den ersten Blick nicht als Getreideprodukte wahrnehmen, hohe Mengen an Gluten enthalten können. Da es bei einer Zöliakie langfristig zu einer Osteoporose kommen kann, ist darauf zu achten, dass die Versorgung mit Kalzium und Vitamin D ausreichend ist.

Was ist eine Glutensensitivität?

Eine Glutensensitivität, die häufig auch als Glutenunverträglichkeit bezeichnet wird, verursacht ähnliche Beschwerden wie die Zöliakie. Blähungen, Durchfall und Bauchschmerzen kommen bei der Glutensensitivität etwas häufiger vor. Der Unterschied zur Zöliakie besteht darin, dass es aber nicht zur Bildung von Antikörpern kommt und im

Dünndarm auch nicht zur Entzündung und zum Verlust der Darmzotten. Der genaue Mechanismus, der für die Glutensensitivität verantwortlich ist, ist unbekannt.

Davon abzugrenzen ist die Weizenallergie, die mit sehr ähnlichen Symptomen einhergeht. Bei der Weizenallergie handelt es sich aber um eine echte Allergie, die mit einer Allergietestung erkannt wird.

Gerade auf dem Gebiet der Weizenallergien und der Weizensensitivitäten besteht noch viel Forschungsbedarf. Verschiedene Weizenproteine wie Gliadin, Amylase-Trypsin-Inhibitoren (ATI) oder Thioredoxin scheinen eine bedeutende Rolle zu haben. Es ist aber nicht vollständig geklärt, ob eine spezifische Immunreaktion mit Antikörperbildung oder eine unspezifische Immunreaktion mit einer milden Entzündungsreaktion und allgemeinen Immunaktivierung das grundsätzliche Problem ist. Da es gerade auf diesem Gebiet aktuell viel Forschungstätigkeit gibt, sind klärende Erkenntnisse in naher Zukunft zu erwarten.

Die Diagnose der Glutensensitivität erfolgt aufgrund der typischen Krankengeschichte, die zeigt, dass bei Ernährung mit glutenhaltiger Nahrung Symptome auftreten, während sich bei glutenfreier Ernährung hingegen keine Symptome zeigen. Gleichzeitig muss eine Zöliakie ausgeschlossen werden.

Die Therapie der Glutensensitivität besteht aus einer Ernährungsberatung und glutenfreier Ernährung, wobei die glutenfreie Ernährung nicht so streng sein muss wie bei der Zöliakie. Die Symptome verschwinden zumeist rasch, nachdem mit einer glutenfreien Diät begonnen wurde. Eine Glutensensitivität kann sich jederzeit während des Lebens entwickeln und auch wieder verschwinden, sodass die glutenfreie Ernährung nicht immer lebenslang eingehalten werden muss.

Was ist eine Laktoseintoleranz?

Unter einer Laktoseintoleranz versteht man eine Milchzuckerunverträglichkeit. Milchzucker, auch Laktose genannt, findet sich in allen

Milchprodukten und wird mit der Nahrung aufgenommen. Im Dünndarm wird der Milchzucker durch das Verdauungsenzym Laktase in zwei Einfachzucker, nämlich Glukose und Galaktose, gespalten. Diese beiden Zucker können nun in den Körperkreislauf aufgenommen werden. Unser Dünndarm produziert kurz nach der Geburt die höchsten Mengen an Laktase, also in der Zeit, in der wir gestillt werden und Muttermilch die übliche Ernährung ist. Im Lauf des Lebens sinkt die Menge der Laktase ab. Im Erwachsenenalter verfügen wir noch über etwa 5 % der Laktasemenge bzw. Laktaseaktivität verglichen mit dem Zeitpunkt kurz nach Geburt. Dies ist völlig normal, da sich ein Erwachsener im Gegensatz zu einem Säugling nicht ausschließlich von Muttermilch ernährt.

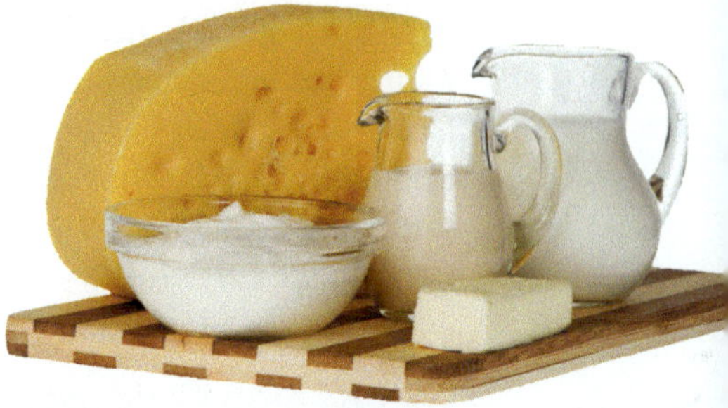

Die verbliebene Laktaseaktivität im Erwachsenenalter reicht üblicherweise aus, um die im Erwachsenenalter aufgenommenen Milchprodukte zu verdauen. Reicht diese nicht mehr aus oder versiegt die Laktaseproduktion vollständig, kommt es zu einer Laktoseintoleranz, die sich mit Symptomen bemerkbar machen kann. Eine Laktoseintoleranz kann aber auch bei anderen Dünndarmerkrankungen vorkommen, wenn zum Beispiel die Dünndarmschleimhaut geschädigt wird und nicht mehr genügend Laktase produzieren kann.

Wenn der Milchzucker aufgrund eines Laktasemangels in Dünndarm nicht ausreichend verdaut werden kann, wird dieser unverdaute Milchzucker in den Dickdarm transportiert. Dort wird der Milchzucker von Darmbakterien verstoffwechselt und es entstehen Milchsäure und Darmgase wie Wasserstoff und Methan. Während die Milchsäure dazu führt, dass Wasser in das Darminnere einströmt und damit zu Durchfall führt, verursachen die Darmgase Blähungen und den Abgang von häufig übel riechenden Winden. Sie erkennen, dass diese Symptome den Symptomen eines Reizdarmsyndroms sehr ähnlich sind und leicht verwechselt werden können.

Es gibt mehrere Möglichkeiten, eine Laktoseintoleranz zu diagnostizieren. Ein Hinweis ist es, wenn die Symptome nach einer laktosefreien Diät verschwinden und erst wieder auftreten, nachdem laktosehaltige Nahrung aufgenommen wird. Besser geeignet zur Diagnose ist ein Laktose-Atemtest. Während des Laktose-Atemtests treten zumeist auch die typischen Symptome auf, da die Milchzuckerbelastung während des Tests sehr hoch ist. Zusätzlich wird die Diagnose des Laktasemangels in der Ausatemluft bestätigt. Neuere Tests, bei denen die Laktase-Enzymaktivität in der Darmwand gemessen werden kann, sind noch nicht so weit verbreitet, sind aber auch geeignet, die Diagnose zu bestätigen.

Was ist eine Fruktoseintoleranz?

Die Fruktoseintoleranz wird medizinisch Fruktosemalabsorption oder intestinale Fruktoseintoleranz genannt und ist eine Erkrankung, bei der die Aufnahme von Fruktose im Darm gestört ist. Es fehlt ein spezielles Transportprotein, das notwendig ist, um Fruktose aktiv aus dem Darm in den Körper aufzunehmen. Die echte Fruktoseintoleranz sollte nicht mit den Symptomen, die bei einem übermäßigen Konsum von Fruktose auftreten können, verwechselt werden. Sofern wir Fruktose nämlich in zu großen Mengen aufnehmen, ist die Transportkapazität unseres Darmes rasch überfordert und es können Symptome wie Durchfall und Blähungen auftreten. Dies ist aber eine Überlastung und keine Krankheit.

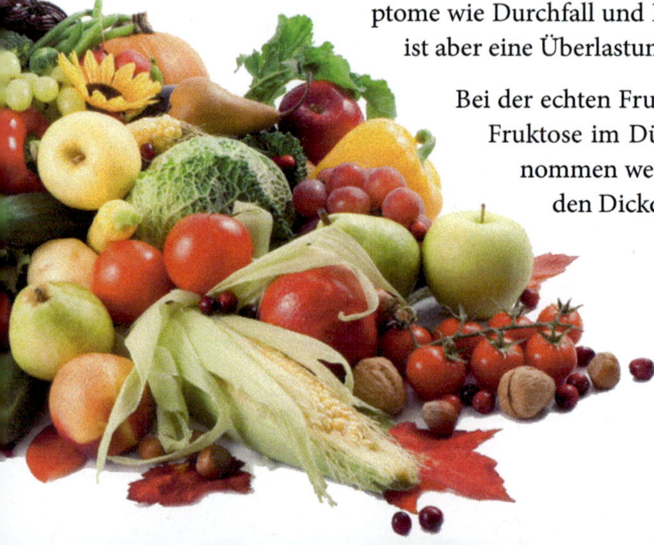

Bei der echten Fruktosemalabsorption kann Fruktose im Dünndarm gar nicht aufgenommen werden und sie gelangt so in den Dickdarm. Dort wird die Fruktose von Darmbakterien verstoffwechselt und verursacht Symptome wie Blähungen, Bauchschmerzen und Durchfall.

Diagnostiziert wird die Erkrankung durch einen Atemtest. Hierbei wird eine Fruktose-Testlösung getrunken und danach wird der Testmarker Wasserstoff in der Ausatemluft bestimmt. Sofern der Marker in der Atemluft ansteigt und während des Tests die typischen Symptome auftreten, gilt die Fruktoseintoleranz als gesichert. Es ist dabei darauf zu achten, dass eine gleichzeitig bestehende bakterielle Fehlbesiedelung (siehe dazu Seite 83) oftmals zu falsch positiven Testergebnissen führt.

Die Fruktoseintoleranz lässt sich gut behandeln. Eine differenzierte Ernährungsberatung und eine Begrenzung von fruktosehaltigen Lebensmitteln sind häufig ausreichend, um die Symptome zu kontrollieren. Wichtig ist, dass sich Patienten mit einer Fruktoseintoleranz auch sorbitarm ernähren sollten, da Sorbit im Darm in Fruktose umgewandelt wird.

Was ist eine Sorbitintoleranz?

Sorbit ist ein natürlich vorkommender Zucker, der in vielen Früchten vorkommt. Hohe Mengen an Sorbit sind in Äpfeln, Birnen, Pfirsichen, Aprikosen und anderen Arten von Kernobst enthalten. Zusätzlich wird Sorbit als Zuckeraustauschstoff vielen industriell gefertigten Lebensmitteln zugesetzt. Da der Energiegehalt von Sorbit niedriger ist als bei anderen Zuckern, wird Sorbit oft in kalorienreduzierten Lebensmitteln verwendet. Auf den Verpackungen wird Sorbit dann häufig als E420 ausgewiesen. Insbesondere Kaugummis sind eine häufig übersehene Sorbitquelle in unserer Ernährung. Ein übermäßiger Konsum von mehr als 50 g Sorbit pro Tag oder eine Sorbitintoleranz führen zu Symptomen, die sich als Bauchschmerzen, Bauchkrämpfe, Blähungen oder Durchfall zeigen. Bei einer echten Sorbitintoleranz wird Sorbit im Dünndarm vermindert aufgenommen und gelangt in den Dickdarm, wo es von Darmbakterien verstoffwechselt wird und so zu den typischen Symptomen führt.

Die Diagnose einer Sorbitintoleranz kann zuverlässig mit einem Atemtest erfolgen. Sofern eine Sorbitintoleranz gesichert ist, besteht die Therapie aus Ernährungsberatung und sorbitarmer Ernährung.

Eine sorbitarme Ernährung geht mit wenigen Einschränkungen einher und die Symptome klingen rasch ab.

Kann ich mehr als eine Nahrungsmittelintoleranz haben?

Es können mehrere Nahrungsmittelintoleranzen gleichzeitig vorliegen. Insbesondere die Fruktose- und die Sorbitintoleranz liegen häufig gleichzeitig vor. Ob bei Ihnen mehrere Intoleranzen vorliegen, kann entweder durch mehrere Atemtests hintereinander geprüft werden oder durch zusätzliche Atemtests, wenn sich die Symptome bei einer gesicherten Intoleranz, trotz ausreichend strenger Diät, nicht verbessern.

Was ist eine Lebensmittelallergie?

Eine Lebensmittelallergie kann mit reizdarmähnlichen Symptomen einhergehen, ist aber im Gegensatz zum Reizdarmsyndrom eine schwerwiegende Erkrankung. Echte Allergien können, sofern sie nicht bekannt sind, zu einem allergischen Schock führen und sind damit eine potenziell lebensbedrohliche Erkrankung.

Bei einer Lebensmittelallergie handelt es sich um eine echte Allergie, bei der eine Reaktion unseres Körpers auf gewisse Nahrungsmittel erfolgt. Beim ersten Kontakt mit dem Lebensmittel, auf das man später allergisch reagiert, bildet unser Körper zunächst Antikörper. Das ist der Grund, wieso wir derartige Lebensmittel zunächst vertragen und sich die Allergie erst im Lauf des Lebens herausbildet. Ab dem Zeitpunkt, an dem Antikörper vorhanden sind, kann der erneute Kontakt mit dem Nahrungsmittel zu allergischen Reaktionen führen. Diese Reaktionen können wie schon erwähnt mild verlaufen, können aber auch lebensbedrohlich verlaufen.

Häufige Nahrungsmittelallergien sind zum Beispiel Allergien gegen Nüsse, Fische, Weichtiere, Krebstiere, Eier, Milchprodukte, Sojabohnen oder Sesam. Die Erdbeerallergie zählt hierbei zu den Nussallergien, da die Erdbeere aus botanischer Sicht keine Beere, sondern eine Sammelnussfrucht ist.

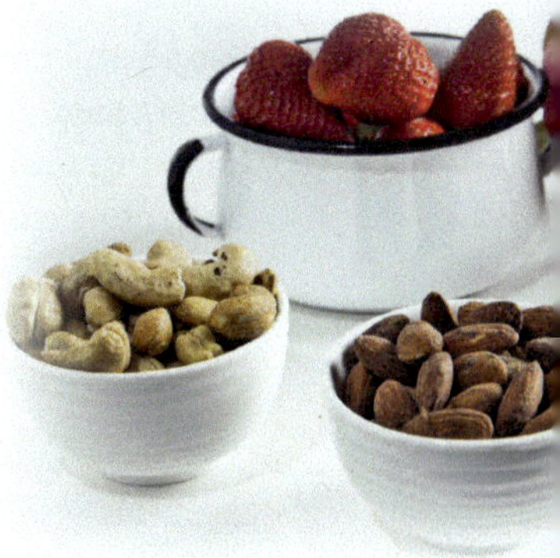

Nahrungsmittelallergien können aber auch gegenüber anderen Nahrungsmittelbestandteilen auftreten. Es gibt übrigens auch Nahrungsmittel, auf die nur in ganz seltenen Fällen Allergien beschrieben wurden. Hierzu zählt unter anderem Reis.

Nahrungsmittelallergien sind manchmal schwer zu identifizieren. Häufig ist es hilfreich, ein Ernährungs-Symptom-Tagebuch zu führen. Mit diesem Tagebuch kann ein möglicher Zusammenhang identifiziert werden. Falls bei Ihnen der Verdacht auf eine Nahrungsmittelallergie besteht, wird Ihr Arzt versuchen, durch Bluttests und gelegentlich auch durch Hauttests herauszufinden, ob bei Ihnen tatsächlich eine Allergie vorliegt.

Sofern bei Ihnen eine Lebensmittelallergie diagnostiziert wird, bedarf es einer Ernährungsberatung, einer strengen Vermeidung der entsprechenden Lebensmittel und gegebenenfalls müssen Sie sogar immer Notfallmedikamente mit dabei haben.

Was ist eine Gallensäuremalabsorption?

Gallensäuren werden von der Leber gebildet und mit der Galle in den Dünndarm ausgeschüttet. Dort sind die Gallensäuren zur Verdauung notwendig. Am Ende des Dünndarms werden die Gallensäuren wieder in den Körper aufgenommen und zurück in die Leber transportiert. Diesen Kreislauf nennt man den enterohepatischen Kreislauf der Gallensäuren. Kommt es nun aufgrund von Dünndarmerkrankungen zu einer mangelhaften Wiederaufnahme dieser Gallensäuren, so gelangen die Gallensäuren in den Dickdarm. Gallensäuren und ihre bakteriellen Abbauprodukte führen durch eine Schleimhautreizung der Dickdarmschleimhaut dazu, dass Flüssigkeit in den Dickdarm abgegeben (sezerniert) wird. Die Folge davon ist ein breiiger bis wässriger Durchfall. Je nachdem, wie ausgeprägt das Gallensäureverlustsyndrom ist, kann der Flüssigkeitsverlust stark sein, er kann die Lebensqualität beeinträchtigen und sogar zu einem Vitamin- und Mineralstoffmangel führen. Insbesondere die Vitamine E, D, A und K werden bei einem Gallensäureverlustsyndrom vermindert aufgenommen.

Dünndarmerkrankungen, die mit einem Gallensäureverlustsyndrom einhergehen, sind zum Beispiel chronisch entzündliche Darmerkrankungen wie der Morbus Crohn oder es kann durch die operative Entfernung eines Teils des Dünndarms dazu kommen. Auch die Entfernung der Gallenblase kann zu einem Gallensäureverlustsyndrom führen, da die Gallespeicherfunktion der Gallenblase nach solch einer Operation fehlt.

Die Diagnose eines Gallensäureverlustsyndroms kann durch einen Nachweis von Gallensäuren in einer Stuhlprobe erfolgen. Sehr viel häufiger wird aber der indirekte Beweis erbracht, indem das vermutete Gallensäureverlustsyndrom über vier Wochen behandelt wird. Bei einer Besserung der Symptome unter einer Therapie gilt das Gallensäureverlustsyndrom als gesichert.

Da die Gallensäuren bei einer Gallensäuremalabsorption im Dickdarm durch Bakterien verdaut werden, treten gelegentlich auch Blähungen auf, sodass die Kombination der Symptome Durchfall und Blähungen gelegentlich mit den Symptomen eines Reizdarmsyndroms verwechselt wird.

Was ist eine Bauchspeicheldrüsenentzündung?

Die Bauchspeicheldrüse nimmt eine zentrale Stellung in der Verdauung und in der Kontrolle des Zuckerhaushalts ein. Von der Bauchspeicheldrüse werden Verdauungssäfte in den Darm abgegeben, die insbesondere Enzyme zur Verdauung von Fetten und Kohlenhydraten enthalten. Über verschiedene Botenstoffe wie zum Beispiel Insulin ist die Bauchspeicheldrüse auch an der Regulation des Zuckerhaushaltes beteiligt. Eine Bauchspeicheldrüsenentzündung (Pankreatitis) kann sowohl als akute als auch als chronische Entzündung auftreten. Während die akute Bauchspeicheldrüsenentzündung eine schwere und potenziell lebensbedrohliche Erkrankung ist, schreitet die chronische Pankreatitis langsam voran. Die Erkrankung hat anfänglich kaum wahrnehmbare Symptome, die aber zu einer dauerhaften Funktionseinbuße der Bauchspeicheldrüse führen.

Die häufigste Ursache für eine chronische Bauchspeicheldrüsenentzündung ist ein Alkoholmissbrauch (Alkoholabusus).

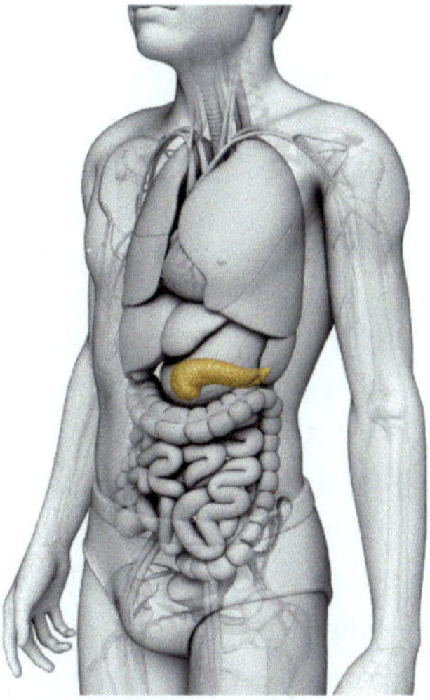

Bauchspeicheldrüse.

Andere Ursachen, die dazu führen können, sind Engstellungen im Gallengang oder im Pankreasgang, wiederkehrende Gallensteine, eine Hyperkalzämie oder eine Autoimmunerkrankung der Bauchspeicheldrüse. Eine Blutentnahme und eine ergänzende Ultraschalluntersuchung des Bauches reichen häufig, um eine chronische Bauchspeicheldrüsenentzündung zu diagnostizieren. Gelegentlich werden auch die Pankreasenzyme im Stuhl untersucht, gerade wenn zusätzlich Stuhlgangveränderungen vorliegen.

Die Symptome der chronischen Pankreatitis wie krampfartige Bauchschmerzen, Blähungen und Durchfall können mit den Symptomen eines Reizdarmsyndroms verwechselt werden. Bei der Bauchspeicheldrüsenentzündung entstehen diese Symptome durch die gestörte Verdauung. Daher besteht die Behandlung im Wesentlichen darin, die fehlenden Bauchspeicheldrüsenenzyme zu ersetzen (substituieren). Die Enzyme werden dabei kurz vor der Nahrungsaufnahme eingenommen, die Dosierung orientiert sich an den Symptomen.

Was ist eine bakterielle Fehlbesiedelung des Dünndarms?

Im Dünndarm finden sich normalerweise keine oder nur sehr wenige Bakterien. Es kann jedoch zu einer Überwucherung des Dünndarms mit Keimen kommen, die sich üblicherweise nur im Dickdarm finden. Dies kann aus verschiedenen Gründen geschehen, zum Beispiel falsche Ernährung, Antibiotikabehandlungen, Operationen am Darm, Darmentzündungen wie zum Beispiel Morbus Crohn, Zuckerkrankheit oder Immunschwäche.

Wenn eine bakterielle Fehlbesiedelung vorliegt, dann kommt es zu bakterieller Zersetzung von Nahrungsbestandteilen im Dünndarm, insbesondere von Zucker, was wiederum eine vermehrte Darmgasbildung zur Konsequenz hat. Die bakteriellen Zersetzungsprodukte und das vermehrt gebildete Darmgas verursachen Bauchschmerzen, Bauchkrämpfe, Blähungen und eine Diarrhö.

Die Diagnose einer bakteriellen Fehlbesiedelung wird mit einem Glukose-Atemtest gesichert, bei dem neben typischen Veränderungen in der Ausatemluft zumeist auch Blähungen und Bauchschmerzen während der Untersuchung auftreten. Nachdem die Diagnose feststeht, ist es wichtig, mit weitergehenden Untersuchungen nach möglichen Ursachen für die bakterielle Fehlbesiedelung zu suchen, denn ohne eine Behandlung der eigentlichen Ursache wird die Fehlbesiedelung immer wiederkehren.

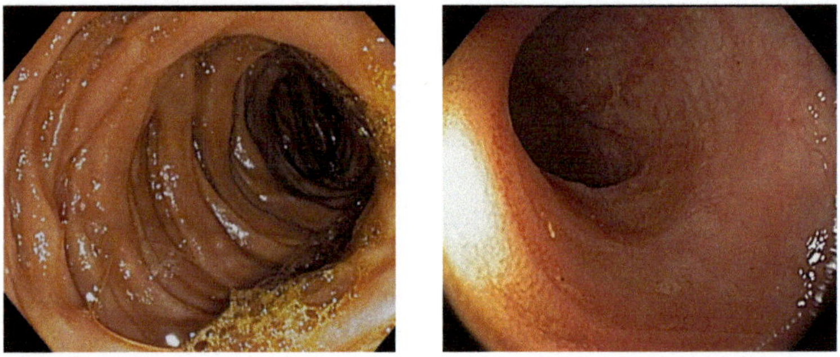

Am Anfang des Dünndarms (links) sind viele Falten erkennbar, die zu einer Vergrößerung der Oberfläche führen. Am Ende des Dünndarms (rechts) ist die Schleimhaut glatt und bei genauem Hinsehen sind auf der Darmwand viele kleine Zotten erkennbar.

Die Therapie der bakteriellen Fehlbesiedelung besteht in der Behandlung der zugrunde liegenden Erkrankung und zusätzlich aus einer Behandlung mit Antibiotika, die speziell für den Einsatz am Dünndarm geeignet sind. Da die bakterielle Fehlbesiedelung trotz erfolgreicher Therapie wiederkehren kann, ist es notwendig, bei einem erneuten Auftreten der Symptome gegebenenfalls die Diagnostik und die Therapie zu wiederholen oder in der Therapie auf ein anderes Antibiotikum zu wechseln.

Was ist eine mikroskopische Kolitis?

Der Begriff mikroskopische Kolitis ist ein Überbegriff für Darmentzündungen, die den Dickdarm betreffen. Die Symptome dieser Dickdarmentzündungen sind: lang anhaltende breiige bis wässrige Durchfälle. Die Symptome können mild sein, sodass die Diagnose einer mikroskopischen Kolitis häufig verschleppt wird und die milden Symptome gelegentlich mit denen eines Reizdarmsyndroms verwechselt werden.

Typischerweise tritt die Erkrankung in der zweiten Lebenshälfte auf. Die Betroffenen sind oft älter als 50 Jahre, vermehrt Frauen, das Verhältnis von Frauen zu Männern liegt bei 4 zu 1. Auffällig ist, dass die Erkrankung mit anderen Autoimmunerkrankungen zusammen auftritt, wobei die Ursache dafür noch nicht klar ist. Auch wissen wir noch nicht, wie es zu diesen milden Darmentzündungen kommt. Was wir wissen, ist, dass die mikroskopische Kolitis häufig im Zusammenhang mit bestimmten Medikamenten auftritt. Verdächtige Medikamente sind hierbei insbesondere Medikamente, die die Magensäure blockieren, entzündungshemmende Medikamente, Schmerzmedikamente und Psychopharmaka.

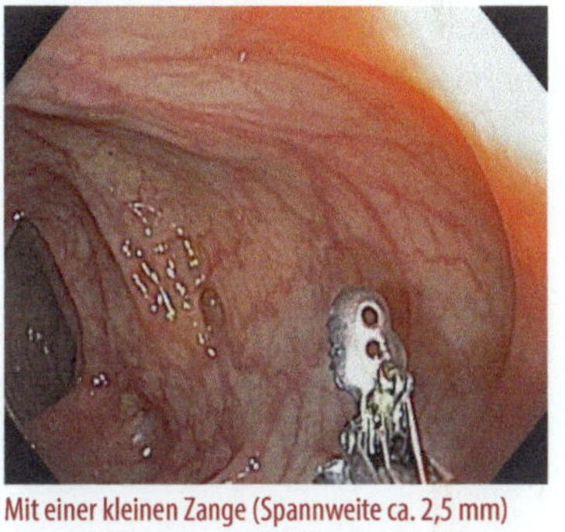

Mit einer kleinen Zange (Spannweite ca. 2,5 mm) können während der Darmspiegelung Gewebeproben für eine Untersuchung unter dem Mikroskop entnommen werden.

Die Anzahl der Personen, die an einer mikroskopischen Kolitis erkranken, ist in den letzten Jahren aus bislang nicht geklärten Gründen stark gestiegen. Das könnte daran liegen, dass die Erkrankung erst seit 20 Jahren bekannt ist und nun das zunehmende Bekanntwerden der Krankheit zu einer Zunahme der Diagnosen führt. Ebenso wie beim Reizdarmsyndrom findet sich bei der mikroskopischen Kolitis in der Dickdarmspiegelung ein normales Bild ohne Auffälligkeiten. Die Diagnose der Erkrankung erfolgt anhand von Gewebeproben, die während der mutmaßlich normalen Darmspiegelung entnommen werden. Unter dem Mikroskop lässt sich die mikroskopische Kolitis dann erkennen bzw. in ihre Unterformen, kollagene Kolitis und lymphozytäre Kolitis unterscheiden. Die unterschiedlichen Formen unterscheiden sich zwar unter dem Mikroskop, bezüglich ihrer Symptome oder ihrer Behandlung hat dieser Unterschied aber keine Konsequenzen.

Abgesehen von einer Darmspiegelung, bei der Gewebeproben entnommen werden, sind zur Diagnose einer mikroskopischen Kolitis keine weiteren Untersuchungen notwendig.

Die Behandlung der mikroskopischen Kolitis erfolgt in mehreren Schritten. Zunächst wird überprüft, ob der Betroffene Medikamente einnimmt, die eine mikroskopische Kolitis auslösen können, und wenn ja, werden diese Medikamente idealerweise durch andere alternative Medikamente ersetzt. Falls dies nicht ausreichend ist, wird die mikroskopische Kolitis mit speziellen Kortisontabletten behandelt. Die Besonderheit dieser Kortisontabletten ist, dass sie nur im Darm wirken und nicht in den Körper aufgenommen werden und daher auch keine oder zumindest nur minimale Nebenwirkungen auslösen.

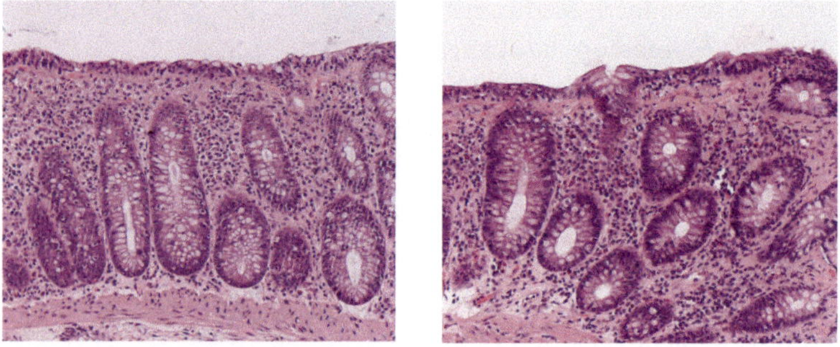

Unter dem Mikroskop können verschiedenste Erkrankungen diagnostiziert werden. Der Pathologe erkennt im linken Bild eine lymphozytäre Kolitis und im rechten Bild eine kollagene Kolitis. Für den Ungeübten sind diese Unterschiede kaum feststellbar.

Die Prognose dieser Erkrankung ist üblicherweise gut, die Symptome bessern sich unter einer medikamentösen Behandlung meist rasch. Schwerwiegende Folgeerkrankungen sind nicht bekannt, in manchen Fällen ist es möglich, nach einer Phase der Behandlung die Medikation wieder zu beenden.

Was ist eine Gastroenteritis?

Die Gastroenteritis wird im Volksmund Magen-Darm-Grippe, gelegentlich auch Brechdurchfall genannt. Dabei handelt es sich um eine Entzündung des Magens oder des Darmes durch Bakterien oder Viren. Diese Keime schädigen die Darmwand entweder direkt oder indirekt über von den Bakterien gebildete Giftstoffe. Diese Erkrankung ist sehr häufig die Ursache von Durchfall und Erbrechen und geht gelegentlich auch mit Fieber einher. Übertragen werden diese Krankheitserreger z. B. als Schmierinfektion.

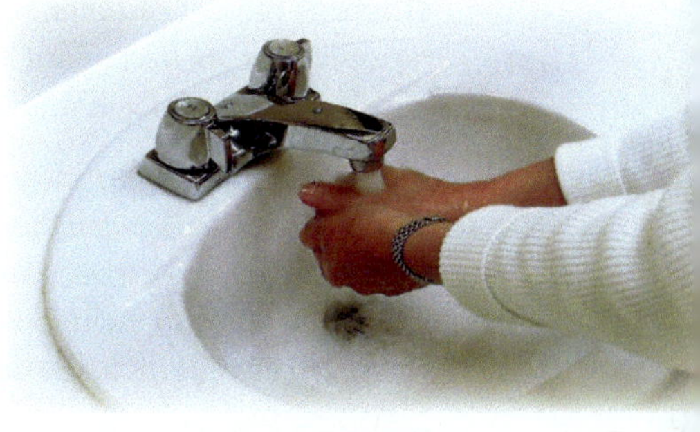

Unter einer Schmierinfektion versteht man, dass die Berührung eines Erkrankten oder die Berührung mit Gegenständen, die durch einen Erkrankten verunreinigt wurden, z. B. Türklinken oder Haltestangen in öffentlichen Verkehrsmitteln, zu einer Übertragung der Krankheitserreger ausreicht und zu einer Infektion führen kann. Daher kann eine sorgfältige Händehygiene das eigene Risiko reduzieren, an einer Gastroenteritis zu erkranken. Einige wenige Keime, wie zum Beispiel Noro-Viren, können auch über eine Tröpfcheninfektion übertragen werden und werden daher als besonders gefährlich angesehen. Unter einer Tröpfcheninfektion versteht man die Ausbreitung der Krankheitserreger duch die Luft, z. B. beim Sprechen, Husten oder Niesen.

Eine Vielzahl von Keimen, dazu zählen Viren, Bakterien und tierische Einzeller, wie zum Beispiel Amöben und Lamblien, können eine Gastroenteritis auslösen. Die Symptome unterscheiden sich bei den unterschiedlichen Infektionen nicht wesentlich. Je nachdem, um welchen Keim es sich handelt, bricht die Erkrankung nach ein bis zwei Tagen aus. Die Symptome beinhalten typischerweise Erbrechen und Durchfall sowie allgemein Symptome wie Fieber und ein ausgeprägtes Krankheitsgefühl. Die Durchfälle sind häufig von krampfartigen Bauchschmerzen begleitet und können je nachdem, welcher Erreger verantwortlich ist, auch blutig sein. Die Symptome sind üblicherweise so typisch, dass sich eine weitere Diagnostik erübrigt. Meistens ist es auch nicht notwendig, Stuhlkulturen zum Nachweis der Erreger anzufertigen, da die Erkrankung bis zum Eintreffen des Ergebnisses meist schon wieder ausgeheilt ist.

Die Behandlung besteht aus körperlicher Schonung und Bettruhe, zusätzlich sollten die Flüssigkeits- und Salzverluste ausgeglichen werden, die durch den Durchfall und das Erbrechen entstehen. In schweren Fällen sind Infusionslösungen erforderlich. Üblicherweise reicht es aber, die Flüssigkeitsverluste durch ausreichendes Trinken auszugleichen. Eine darmschonende Ernährung während einer Gastroenteritis erfolgt am besten mit leicht verdaulichen Kohlenhydraten. Hier bieten sich Salzstangen und Zwieback an.

Medikamente müssen in den allerwenigsten Fällen eingesetzt werden, Antibiotika werden zum Beispiel nur bei sehr schweren Verläufen eingesetzt. Unterstützend ist es hilfreich, das Erbrechen mit Medikamenten zu behandeln, seltener sind auch Medikamente gegen den Durchfall erforderlich, die den Darmtransport hemmen.

Bei einem sehr komplizierten Verlauf einer Gastroenteritis ist in seltenen Fällen eine Behandlung im Krankenhaus erforderlich. Eine Gastroenteritis heilt für gewöhnlich nach wenigen Tagen ohne weitere Folgen. In einigen Fällen können länger anhaltende Symptome bestehen bleiben oder es kann sogar später ein Reizdarmsyndrom ausgelöst werden, Näheres hierzu erfahren Sie bei der Frage, was ist das postinfektiöse Reizdarmsyndrom.

Was sind chronisch entzündliche Darmerkrankungen (CED)?

Bei den chronisch entzündlichen Darmerkrankungen handelt es sich um Darmentzündungen, die jemand lebenslang hat. Es gibt zwei Hauptformen der chronisch entzündlichen Darmerkrankungen, nämlich die Colitis ulcerosa, die hauptsächlich den Dickdarm betrifft, und den Morbus Crohn, der den Dickdarm, aber auch alle anderen Regionen des Magen-Darm-Trakts betreffen kann. Diese beiden Formen unterscheiden sich in ihren Symptomen und auch in den Untersuchungsbefunden. Das Hauptkriterium, um diese Erkrankungen zu unterscheiden, ist die mikroskopische Untersuchung des Darmgewebes.

Diese Darmentzündungen äußern sich mit wiederkehrenden Durchfällen, häufig mit blutigen Beimengungen, und Bauchschmerzen, wobei die Bauchschmerzen oft krampfartig auftreten. Die Symptome können kontinuierlich auftreten, können aber auch von symptomfreien Episoden unterbrochen werden. Zusätzlich treten häufig begleitende Symptome auf, insbesondere Gelenkbeschwerden, Hautveränderungen und Augenentzündungen. Die Symptome können mild, mäßiggradig oder schwer verlaufen. Während bei einem schweren Verlauf die korrekte Diagnose häufig sehr rasch gestellt wird, wird bei einem milden oder gar sehr milden Verlauf die Diagnose oft erst sehr spät gestellt und es kann zu einer Verwechslung mit dem Reizdarmsyndrom kommen.

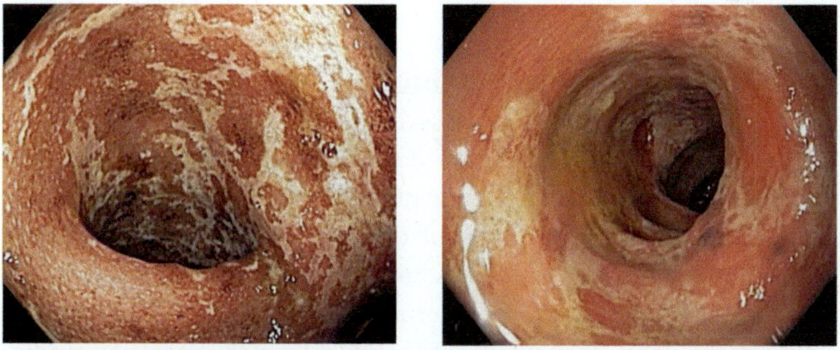

Verglichen mit den Bildern weiter vorne im Ratgeber ist die ausgeprägte Entzündung im Dickdarm (links) und im Dünndarm (rechts) sehr eindrucksvoll erkennbar.

Die Diagnose der chronisch entzündlichen Darmerkrankungen erfolgt für gewöhnlich durch eine Darmspiegelung, bei der Gewebeproben entnommen werden. Die Proben der Darmschleimhaut werden mikroskopisch untersucht und ermöglichen die exakte Diagnose sowie eine Einschätzung der Aktivität. Durch Blutuntersuchungen lässt sich die Aktivität der Entzündung abschätzen und zusätzliche Untersuchungen von Autoantikörpern im Blut sind gelegentlich hilfreich bei der exakten Diagnosestellung. Blutentnahmen sind zusätzlich hilfreich, um mögliche Begleiterkrankungen zu diagnostizieren.

Es stehen zahlreiche Medikamente zur Verfügung, um chronisch entzündliche Darmerkrankungen zu behandeln, in Form von Tabletten, lokal als Einläufe oder Zäpfchen oder in Form von Infusionen oder Spritzen: Antibiotika, entzündungshemmende Medikamente, Kortison, Immunsuppressiva und moderne, das Immunsystem modulierende Medikamente. Je nachdem, ob gerade ein akuter Schub behandelt wird oder eine Erhaltungstherapie angestrebt wird, werden diese Medikamente unterschiedlich dosiert und regelmäßig angepasst.

In einigen Fällen gelingt es, die chronisch entzündlichen Darmerkrankungen mit Medikamenten sehr gut zu behandeln, sodass teilweise sogar alle Medikamente abgesetzt werden können. Bei diesen Patienten kommt es gelegentlich zu milden Symptomen, ohne dass eine entzündliche Aktivität im Darm vorliegt. Dann ist die Abgrenzung zum Reizdarmsyndrom häufig schwierig, sodass die Symptome ähnlich wie bei Reizdarmpatienten behandelt werden.

Was ist eine chronische Diarrhö?

Unter einer chronischen Diarrhö versteht man eine Durchfallerkrankung, die länger als drei Wochen anhält. Eine derartige Durchfallerkrankung kann jederzeit im Lauf des Lebens auftreten. Zahlreiche Erkrankungen können zu einer chronischen Diarrhö führen und es kann gelegentlich sehr lange dauern, bis die endgültige Diagnose gestellt werden kann. Manchmal sind viele Untersuchungen notwendig, um die Ursache für eine chronische Diarrhö zu finden.

Prinzipiell unterscheidet man zwei Mechanismen, durch die es zum Durchfall kommen kann. Einerseits kann Darminhalt Wasser im Darm binden, man nennt dies eine osmotische Diarrhö. Andererseits kann es dazu kommen, dass der Körper aktiv Flüssigkeit in das Darminnere abgibt (sezerniert), diese Diarrhö wird sekretorische Diarrhö genannt.

Typische Beispiele für eine osmotische Diarrhö sind z. B. die Sorbitintoleranz und die Gallensäuremalabsorption. Beispiele für eine sektorische Diarrhö sind z. B. hormonproduzierende Tumoren oder eine infektiöse Gastroenteritis.

Unzählige Erkrankungen des Dickdarms, des Dünndarms, der Bauchspeicheldrüse, aber auch hormonelle Regulationsstörungen, chronische Entzündungen und Störungen der Nervenfunktion, zum Beispiel im Zusammenhang mit einer Zuckerkrankheit, können eine chronische Diarrhö auslösen. Sie erkennen, dass zur Abklärung all dieser Ursachen häufig zahlreiche Untersuchungen notwendig sein werden. Trotz umfangreicher Abklärung bleibt die Ursache einer chronischen Diarrhö manchmal dennoch ungeklärt, man spricht dann von einer idiopathischen Diarrhö.

Die Untersuchungen sind ähnlich wie diejenigen beim Reizdarmsyndrom. Zusätzlich sind Blutentnahmen zur Untersuchung verschiedenster durchfallauslösender Hormone sinnvoll. Darüber hinausgehende Untersuchungen werden anhand der begleitenden Symptome von Ihrem Arzt angeordnet.

Die Behandlung der chronischen Diarrhö orientiert sich an den Ursachen, denn für gewöhnlich bessert sich der Durchfall, wenn die auslösende Grundkrankheit behandelt wird. Gelegentlich wird ein Therapieversuch mit Medikamenten unternommen, ohne dass die genaue Ursache gekannt wird. Wenn die Therapie erfolgreich ist, bestätigt dies die vermutete Diagnose. Dieses Vorgehen wird mit dem lateinischen Begriff „ex juvantibus“ bezeichnet und bedeutet vereinfacht gesagt nichts anderes als „wer heilt, hat recht“. Bei Patienten, bei denen keine auslösende Ursache gefunden wird, wird die chronische Diarrhö ähnlich der Diarrhö bei einem Reizdarmsyndrom behandelt, sodass sie die üblicherweise verwendeten Medikamente im Kapitel Behandlung des Reizdarmsyndroms finden.

Was ist eine chronische Obstipation?

Von einer Obstipation, im Volksmund auch Verstopfung genannt, sprechen wir, wenn eine zu seltene Darmentleerung vorliegt. Mit zu selten ist weniger als dreimal pro Woche gemeint oder wenn die Darmentleerung als erschwert oder inkomplett empfunden wird. Manche Patienten berichten, dass sie sehr stark pressen müssen, auch dieses Symptom ist als Zeichen einer Verstopfung zu werten. Als chronisch wird die Obstipation bezeichnet, wenn diese Beschwerden länger als drei Monate anhalten.

Kriterien zur Diagnose einer chronischen Obstipation

- weniger als 3 Stuhlgänge pro Woche in den letzten 3 Monaten
- starkes Pressen beim Stuhlgang erforderlich
- Gefühl der inkompletten Darmentleerung

Daten aus epidemiologischen Studien zufolge leiden in Deutschland bis zu 10 % der Bevölkerung unter einer chronischen Obstipation, 75–80 % der Betroffenen sind Frauen. Ein großer Teil der Patienten mit chronischer Obstipation leidet zusätzlich unter Blähungen und Bauchschmerzen und erfüllt daher die Kriterien eines Reizdarmsyndroms vom Verstopfungstyp. Zahlreiche Patienten nehmen die Bauchschmerzen und Blähungen als belastender war und erkennen gar nicht, dass zusätzlich eine Obstipation vorliegt. Das ist für die betroffenen Patienten insofern bedauerlich, da die Verstopfung als zugrunde liegendes Problem behandelt werden sollte, damit sich die Blähungen und Bauchschmerzen bessern.

Je nach Ursache der chronischen Verstopfung können drei Arten unterschieden werden:

- eine vom Dickdarm ausgehende sogenannte kologene Verstopfung,
- eine vom Mastdarm ausgehende sogenannte anorektale Verstopfung und
- eine sogenannte idiopathische Verstopfung, wobei mit idiopathisch gemeint ist, dass die Ursache unklar ist.

Eine wesentliche Funktion des Dickdarms ist es, den Stuhlgang einzudicken und Wasser zu entziehen. Bei der kologenen Obstipation, also der Verstopfung, die im Dickdarm entsteht, trägt die Verlangsamung des Transports im Dickdarm zur Verstopfung bei. Zusätzlich führt die Verlangsamung durch den dadurch möglichen ausgeprägteren Wasserentzug zu hartem Stuhl, was wiederum die Verstopfung verstärkt.

Es handelt sich hier um einen sich selbst verstärkenden Teufelskreis. Die Ursachen der kologenen Verstopfung können an der Ernährung liegen, wie zum Beispiel einer ballaststoffarmen Ernährung oder der Aufnahme von zu wenig Flüssigkeit, oder an verschiedenen Nervenerkrankungen, Muskelerkrankungen oder Bindegewebserkrankungen. Auch hormonelle Erkrankungen, eine Zuckerkrankheit oder Nebenwirkungen von Medikamenten können zu einer kologenen Obstipation führen. Zusätzlich zu Blutuntersuchungen und einer Darmspiegelung lässt sich häufig durch Röntgenuntersuchungen wie den Kolon-Transit-Test die richtige Diagnose stellen. Im Kolon-Transit-Test kann die verzögerte Darmpassage gut dargestellt werden.

Von der kologenen Obstipation, die ihre Ursache im Dickdarm hat, wird die anorektale Obstipation, die ihre Ursache im Mastdarm (Rektum) hat, abgegrenzt. Typische Ursachen für eine anorektale Obstipation sind Ausstülpungen des Mastdarms, sogenannte Rektozelen, eine gestörte Koordination von Mastdarm und Schließmuskel, die sogenannte anorektale Dysfunktion, Veränderungen des Darmausgangs, z. B. bei einer Analkanalstenose oder eine gestörte Koordination des analen Schließmuskels.

Die Diagnose erfolgt über die Untersuchung des Mastdarms mit dem Untersuchungsfinger, die Rektoskopie, also die Untersuchung des Mastdarms mit einem Endoskop, eine Druckuntersuchung des Mastdarms und des Schließmuskels (Manometrie) oder die radiologische Entleerungsuntersuchung. Bei der radiologischen Entleerungsuntersuchung wird der Mastdarm zunächst mit einem Röntgenkontrastmittel gefüllt. Die Entleerung wird dann vor einem Röntgenschirm oder in einer Kernspinröhre, unter Aufnahme eines Röntgenvideos, verfolgt. Gerade diese radiologischen Untersuchungen erlauben eine differenzierte Unterscheidung der vielfältigen Entleerungsstörungen. Diese Unterscheidungen sind notwendig, da manche Entleerungsstörungen mit Medikamenten, andere mit Physiotherapie, wiederum andere mit einer Operation behandelt werden. Wenn nur die Symptome geschildert werden, kann diese Unterscheidung nicht erfolgen.

Bei der idiopathische Obstipation finden sich weder am Dickdarm noch am Mastdarm Veränderungen, die die Obstipation erklären. Bei dieser Art einer Obstipation lassen sich zwei Formen unterscheiden und zwar eine Obstipation, bei der der Darmtransit verlangsamt ist, und eine Obstipation, bei der die Beckenbodenfunktion unkoordiniert ist. Es gibt aber dafür keine erklärenden Ursachen. Wenn die idiopathische Obstipation zusätzlich mit Bauchschmerzen oder Blähungen verbunden ist, dann liegt im weiteren Sinne ein Reizdarmsyndrom vom Obstipationstyp vor, die Übergänge zwischen diesen Krankheitsbildern sind fließend.

Was ist eine Entleerungsstörung?

Bei Entleerungsstörungen handelt es sich um Verstopfungskrankheiten, bei denen der Mastdarm keine koordinierte Stuhlentleerung ermöglicht. Ursachen hierfür sind zum Beispiel ein zu enger Schließmuskel, ein Schließmuskel, der nicht mehr öffnen kann, ein Schließmuskel, der zu den falschen Zeiten öffnet, ein Mastdarm, der zu schwach ist, um den Stuhl auszutreiben oder Erkrankungen im Mastdarm, die den Stuhl in eine falsche Richtung bewegen. Derartige Entleerungsstörungen werden mit druckmessenden Untersuchungen im Mastdarm oder mit radiologischen Entleerungsuntersuchungen festgestellt.

Die Patienten klagen oftmals über Verstopfung, betonen das starke und lang anhaltende Pressen auf der Toilette und berichten das Gefühl der inkompletten Entleerung. Manche Patienten berichten auch, dass sie mit dem Finger nachhelfen müssen, um den Stuhl entleeren zu können. Oftmals wird zusätzlich über Blähungen und Bauchkrämpfe berichtet.

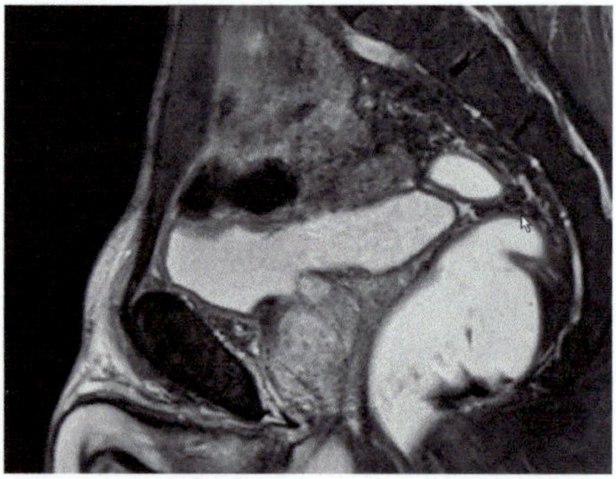

Bei der Kernspin-Entleerungsuntersuchung wird zunächst der Enddarm mit Röntgenkontrastmittel (weiß) gefüllt. Dieses Kontrastmittel wird dann während der dynamischen Untersuchung entleert und Störungen der Entleerungsfunktion können so erkannt werden.

Nach der Diagnose werden Entleerungsstörungen meist mit Krankengymnastik oder Biofeedback-Techniken behandelt, manchmal ist auch eine Operation erforderlich.

Was ist eine Beckenboden-Dysfunktion?

Der Begriff Beckenboden-Dysfunktion besagt, dass der Beckenboden und die Schließmuskulatur nicht ausreichend kräftig sind oder nicht koordiniert genug zusammenarbeiten und dass dadurch Symptome entstehen – eine Inkontinenz oder auch eine Entleerungsstörung. Eine solche Beckenboden-Dysfunktion ist eine häufige Ursache für eine Inkontinenz oder eine Obstipation. Die Diagnostik ist in diesem Zusammenhang umfangreich und sieht neben einer körperlichen Untersuchung, endoskopischen Untersuchungen, Druckmessungen des Mastdarms und des Schließmuskels auch radiologische Entleerungsuntersuchungen vor.

Bei Frauen kommt es häufig durch Verletzungen während des Geburtsvorganges zu diesen Störungen. Bei Männern sind die Ursachen weitestgehend unbekannt. Je nach Schwere der Symptome kommen verschiedene Therapien zum Einsatz. Am besten etabliert sind physiotherapeutische Übungen, die den Beckenboden trainieren und die Koordination des Darms und des Schließmuskels optimieren. Es werden auch verschiedene Formen des Biofeedback-Trainings eingesetzt. Mit Operationen ist man heutzutage eher zurückhaltend, sofern dies nicht wirklich notwendig ist.

Beim Biofeedback-Training des Beckenbodens werden streng genommen physiotherapeutische Übungen, die die Beckenbodenmuskulatur stärken oder die Koordination von Beckenbodenmuskulatur und Schließmuskel optimieren, mit einem optischen oder akustischen Signal gekoppelt. Ohne dieses Signal wäre die trainierte Körperfunktion für den Übenden nicht erkennbar. Die trainierten Übungen werden durch das Signal effektiver, da der Erfolg damit kontrollierbar gemacht wird. Die Patienten werden zunächst physiotherapeutisch angeleitet und können die Übungen später selbstständig durchführen.

Eine typische Übung sieht zum Beispiel vor, dass der Schließmuskel angespannt wird. Ein ausreichend kräftiger Schließmuskeldruck wird durch einen Ton erkennbar. Damit erfährt der Übende, wie lange der Schließmuskeldruck ausreichend ist und wie lange dieser Druck angehalten werden kann. Derartige Biofeedback-Übungen sind reinen physiotherapeutischen Übungen ohne Biofeedback deutlich überlegen.

Was ist eine Divertikulose?

Bei einer Divertikulose kommt es zu Ausstülpungen im Bereich des Dickdarms. Meistens sind die linke, die absteigende Seite des Dickdarms, und der Mastdarm betroffen. Diese Ausstülpungen entstehen, wenn im Bereich der Muskelschicht, die in der Dickdarmwand liegt, eine Muskellücke entsteht, durch die sich die Darmwand ausstülpen kann. Solche Darmdivertikel sind häufig und sie nehmen im Laufe des Lebens zu, sowohl die Anzahl als auch die Größe. Bei 70-Jährigen kann man davon ausgehen, dass in etwa jeder zweite solche Divertikel in seinem Dickdarm hat.

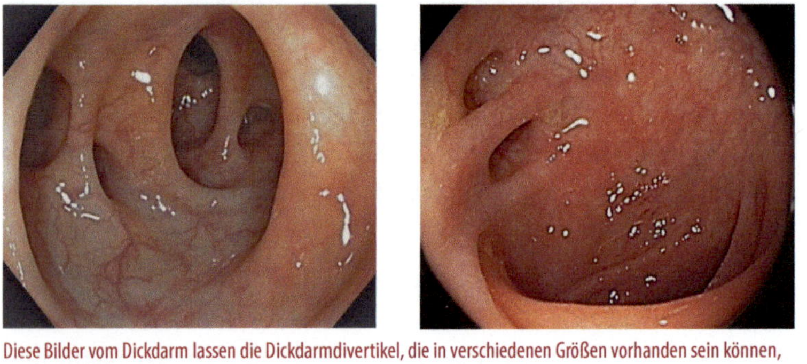

Diese Bilder vom Dickdarm lassen die Dickdarmdivertikel, die in verschiedenen Größen vorhanden sein können, sehr gut erkennen.

Die Diagnose einer solchen Divertikulose wird endoskopisch gestellt. In der Abbildung rechts erkennen Sie im ansonsten normalen Dickdarm zwei kleine Divertikelöffnungen. Die meisten Patienten mit einer Divertikulose haben keinerlei Beschwerden, sodass die Divertikulose dann auch nicht behandelt werden muss. In einigen Fällen führt die Divertikulose zu Symptomen, die denen eines Reizdarmsyndroms sehr ähnlich sind. Diese Patienten berichten über Stuhlunregelmäßigkeiten, Blähungen und gelegentliche Bauchschmerzen. Wenn derartige Symptome vorliegen, wird meistens empfohlen, ausreichend Flüssigkeit aufzunehmen und sich ballaststoffreich zu ernähren. Sofern diese Ernährungsumstellungen nicht ausreichen, um die Symptome zu bessern, ist es empfehlenswert, zusätzlich Präparate mit wasserlöslichen Ballaststoffen einzunehmen.

Was ist eine Divertikulitis?

Die Divertikel selbst sind meistens kein größeres Problem. Sie können aber zu wirklichen Problemen führen. Je nach Größe der Divertikel kann sich darin Stuhl ansammeln und es können sogenannte Kotsteine entstehen und zu einer Entzündung des Divertikels führen. Die Divertikel können sich aber auch ohne Kotsteine entzünden. In beiden Fällen spricht man dann von einer Divertikulitis.

Die Divertikulitis ist eine akute Erkrankung, die mit hohem Fieber, Veränderungen des Stuhlgangverhaltens und starken Bauchschmerzen einhergeht. Wenn die Divertikulitis nicht erkannt oder nicht behandelt wird, kann sie sich zu einer lebensbedrohlichen Erkrankung entwickeln. Dabei kann es zu lokalen Einschmelzungen der Entzündungsherde, sogenannten Abszessen, kommen, oder die Entzündung kann sich ausbreiten – bis hin zu einer generalisierten Bauchfellentzündung. Diese Bauchfellentzündung wird dann Peritonitis genannt. Beide Erkrankungsfolgen sind schwerwiegend und werden im Krankenhaus behandelt.

Die Divertikulitis wird anhand der typischen Symptome diagnostiziert, anhand von Blutwerten und bildgebenden Untersuchungen, wie zum Beispiel einer Ultraschalluntersuchung des Bauches oder einer CT-Untersuchung. Bei einer milden oder erstmaligen Divertikulitis kann die Behandlung mit Antibiotika erfolgen, entweder in Form von Tabletten oder in Form von Infusionen.

Wenn eine Divertikulitis schwerer verläuft oder wiederkehrt, wird häufig empfohlen, das betroffene Darmsegment zu operieren, sobald die akute Divertikulitis abgeklungen ist. Manchmal ist es auch erforderlich, sofort zu operieren, insbesondere bei einer Peritonitis oder wenn es zu anderen Komplikationen gekommen ist.

Reizdarmsyndrom
Behandlung

Therapie des Reizdarmsyndroms

Da bisher für das Reizdarmsyndrom keine Ursache bekannt ist, gibt es auch keine Therapie, die zu einer Heilung des Reizdarmsyndroms führen kann. Die derzeit angebotenen Behandlungen zielen alle darauf ab, die Beschwerden optimal zu kontrollieren und zu lindern.

Wie wird das Reizdarmsyndrom behandelt?

Die Therapie des Reizdarmsyndroms setzt sich aus verschiedenen Bausteinen zusammen. Aktuell werden bei der Reizdarmbehandlung symptomunabhängige und symptomabhängige Behandlungsformen unterschieden. Wie Sie im Kapitel Ursachen des Reizdarmsyndroms gelesen haben, gibt es keine einzelne Ursache oder eine allgemeingültige Ursache, die das Reizdarmsyndrom erklärt. Vielmehr wird vermutet, dass verschiedene Ursachen zusammenkommen und dann zu einem Reizdarmsyndrom führen. So zielt die Behandlung darauf ab, die verschiedenen Symptome des Reizdarmsyndroms zu bessern.

Behandlungsformen des Reizdarmsyndroms

- symptomunabhängige
- symptomabhängige

Was versteht man unter Basistherapie?

Alle Patienten mit einem Reizdarmsyndrom werden unabhängig von den Symptomen mit einer sogenannten Basistherapie behandelt. Der erste Baustein dieser Therapie ist eine detaillierte Aufklärung des Patienten, sowohl über das eigene Reizdarmsyndrom als auch darüber, was derzeit über die Entstehung und Behandlung des Reizdarmsyndroms bekannt ist.

Ohne eine fundierte Aufklärung können viele Patienten zu keinem ausreichenden Verständnis ihrer Krankheit und keiner ausreichenden Akzeptanz ihrer Krankheit kommen. Eine Folge davon kann sein, dass die Betroffenen zum Beispiel die eigene Erkrankung nicht akzeptieren können und anhaltend an der Korrektheit der Diagnose zweifeln. Dieses Zweifeln wiederum veranlasst zahlreiche Patienten, weitere Ärzte aufzusuchen, getrieben vom Verlangen nach einer anderen Erklärung ihrer Symptome. Das führt jedoch nur zu unnötiger und wiederholter Diagnostik und nur in den seltensten Fällen zu einer anderen Diagnose.

Bei manchen Patienten ist dieses Verhalten, die eigene Erkrankung nicht zu akzeptieren und mehrere Ärzte aufzusuchen, sehr ausgeprägt. Hier hilft nur eine fundierte Aufklärung, und dieser Patientenratgeber zum Reizdarmsyndrom stellt eine zusätzliche Unterstützung dar. Dieses Nicht-Akzeptieren der Erkrankung ist wirklich nachteilig für die Betroffenen, da es zum einen dazu führt, dass eine geeignete Therapie erst verzögert eingeleitet wird, und zum anderen Patienten davon abhält, die empfohlenen Behandlungen ausreichend lange und ausreichend zuverlässig durchzuführen.

„Bei mir wirken keine Medikamente"

Die Folge dieses Zweifelns ist ein Teufelskreis, denn wenn ein Betroffener eine eigentlich gut wirksame Behandlung nicht oder nicht ausreichend lange durchführt, spürt sie oder er auch keine Besserung und vermutet dann, dass die Behandlung bei ihm nicht wirkt. Dies wiederum führt dazu, dass der Betroffene bei nächster Gelegenheit eine anderweitige Therapie bekommt, die er aufgrund des fehlenden Glaubens daran, dass die Diagnose korrekt ist, wieder nicht richtig einnimmt und diese Therapie bleibt so wieder erfolglos. Binnen kürzester Zeit haben Patienten, die nicht richtig oder nicht ausreichend über ihre Erkrankung aufgeklärt wurden, zahlreiche Medikamente und Therapien ausprobiert und bekommen das Gefühl, dass bei ihnen nichts wirkt, und zweifeln immer wieder an der Korrektheit der Diagnose. Diesen Teufelskreis gilt es zu durchbrechen und das gelingt nur mit einer ausreichenden Aufklärung über die individuelle Reizdarmdiagnose und einer allgemeinen Aufklärung über die Krankheit Reizdarm und deren Therapieansätze.

Was kann die Therapie erreichen?

Ein weiterer, sehr wichtiger Punkt in der Basistherapie ist es, realistische Therapieziele zu setzen. Zwischen dem Behandler und dem Patienten sollte detailliert diskutiert werden, dass es zwar wünschenswert wäre, alle Symptome mit einer Behandlung vollständig zu beseitigen, dass ein solches Therapieziel aber leider nicht realistisch ist. Schon eher realistisch ist es hingegen, dass sich einzelne Symptome deutlich verbessern und damit auch die Lebensqualität. Ein geeignetes Vorgehen ist es, sich zunächst darauf zu konzentrieren, eines, z. B. das am stärksten ausgeprägte Symptom, zu verbessern und erst später die anderen, begleitenden Symptome zu behandeln. Ein solches schrittweises Vorgehen mit realistischen Behandlungszielen hat höhere Chancen, erfolgreich zu sein. Es gibt weniger unrealistische Therapieerwartungen, die Verbesserungen der ausgewählten Symptome werden klarer erkennbar und damit wird auch die Therapie besser befolgt und positiver wahrgenommen. Das bei manchen Patienten ausgeprägte Therapie-Hopping bei gefühlter Erfolglosigkeit entfällt bei Patienten, mit denen realistische Therapieziele besprochen wurden.

Welche Behandlungen sind zugelassen?

Es gibt in Deutschland nur wenige Behandlungen, die speziell zur Behandlung des Reizdarmsyndroms zugelassen sind. Die meisten Behandlungen werden aufgrund positiver Erfahrungen der einzelnen Ärzte eingesetzt. In dieser sogenannten Erfahrungsmedizin fällt die Auswahl der geeigneten Behandlung oftmals schwer oder erscheint willkürlich. Aus diesem Grund hat sich in Deutschland im Jahr 2011 eine Expertengruppe zum Reizdarmsyndrom gebildet und die deutschlandweiten und weltweiten Erfahrungen mit den verschiedenen Behandlungsformen bewertet. Das Ergebnis davon waren Empfehlungen, die veröffentlicht wurden. Sie beinhalten, welche Behandlungen bei welchem Symptom hilfreich sind. Diese Leitlinie zur Behandlung des Reizdarmsyndroms ist eine sehr gute Anleitung zur Behandlung der Symptome des Reizdarmsyndroms. Der Ratgeber, den Sie gerade lesen, orientiert sich an diesen Leitlinien, die den in

Deutsche Gesellschaft für Neurogastroenterologie und Motilität e.V.

1913 DGVS Deutsche Gesellschaft für Gastroenterologie, Verdauungs- und Stoffwechselkrankheiten

Update S3-Leitlinie Reizdarmsyndrom: Definition, Pathophysiologie, Diagnostik und Therapie des Reizdarmsyndroms der Deutschen Gesellschaft für Gastroenterologie, Verdauungs- und Stoffwechselkrankheiten (DGVS) und der Deutschen Gesellschaft für Neurogastroenterologie und Motilität (DGNM)

April 2020 – AWMF-Registriernummer: 021/016

Autoren:

P. Layer[1], V. Andresen[1], H. Allescher[2], S. C. Bischoff[3], M. Claßen[4], S. Elsenbruch[5,6], M. Freitag[7], T. Frieling[8], M. Gebhard[9], M. Goebel-Stengel[10], W. Häuser[11], G. Holtmann[12], J. Keller[1], M. E. Kreis[13], W. Kruis[14], J. Langhorst[15], P. Lynen Jansen[16], A. Madisch[17], H. Mönnikes[18], S. Müller-Lissner[19], B. Niesler[20], C. Pehl[21], D. Pohl[22], M. Raithel[23], G. Röhrig-Herzog[24], M. Schemann[25], S. Schmiedel[26], J. Schwille-Kiuntke[27, 28], M. Storr[29], J. C. Preiß[30]

S3-Leitlinie Reizdarmsyndrom.

Deutschland akzeptierten Behandlungsstandard wiedergeben. Diese Behandlungsleitlinie wurde 2020 auf den aktuellen Stand gebracht.

Was sind die symptomabhängigen Therapien?

Neben den symptomunabhängigen Maßnahmen werden beim Reizdarmsyndrom auch Behandlungen eingesetzt, die von den aufgetretenen Symptomen abhängen. Das bedeutet vereinfacht gesagt, ein Medikament behandelt ein Symptom und nicht alle Symptome. Dabei handelt es sich hauptsächlich um verschiedene Arzneimittel, die im Folgenden erklärt werden, geordnet nach ihrem Wirkmechanismus.

Die Hauptsymptome – in der Ärztesprache Leitsymptome genannt –, die mit diesen Medikamenten behandelt werden sind

- Durchfall oder weicher, zu häufiger Stuhlgang,
- Verstopfung oder harter, zu seltener Stuhlgang,
- Bauchschmerzen und
- Blähungen.

Für all diese Symptome gibt es mehr oder weniger wirksame Behandlungen.

Welche Präparate soll ich nehmen?

In diesem Ratgeber werden Wirkstoffe besprochen, die Markennamen der Medikamente erfahren Sie von Ihrem Arzt oder Apotheker. Da es nicht ratsam ist, ohne Beratung Arzneimittel, selbst wenn sie frei verkäuflich sind, einzunehmen, werden die einzelnen Präparate, sofern vermeidbar, nicht namentlich erwähnt.

Wer sollte behandelt werden?

Die Frage danach, wer behandelt werden soll, ist prinzipiell sehr einfach zu beantworten. Jeder, der Symptome hat und dessen Lebensqualität durch diese Symptome eingeschränkt wird oder der dadurch im Tagesablauf gestört wird, benötigt selbstverständlich eine Behandlung. Besser würde die Frage lauten: Wer benötigt Medikamente und wer benötigt anderweitige Maßnahmen zur Behandlung seiner Symptome? Diese Frage ist etwas schwieriger zu beantworten und benötigt die Erfahrung Ihres behandelnden Arztes, um hier die richtigen Maßnahmen auszuwählen. Vereinfacht gesagt kommen milde Symptome häufig mit weniger einschneidenden Maßnahmen aus, schwerere Symptome benötigen häufiger eine unterstützende Behandlung mit Medikamenten. Oftmals empfiehlt es sich auch, schrittweise auszuprobieren, welche Behandlungsmaßnahmen notwendig und möglicherweise ausreichend sind.

Es bedarf einiger Erfahrung, um Patienten mit einem Reizdarmsyndrom zu behandeln, aber es ist nicht zwingend erforderlich, dass Medikamente eingesetzt werden müssen. Empfehlenswert ist zum Beispiel ein schrittweises Vorgehen. Solch ein schrittweises Vorgehen kann beinhalten, dass in einem ersten Schritt ausführlich über die Erkrankung und zusätzlich gezielte Verhaltens- und Ernährungsempfehlungen aufgeklärt wird, aber keine Medikamente gegeben werden. Solch eine Basistherapie ist für viele Patienten mit einem Reizdarmsyndrom oft schon ausreichend, um ein Verständnis für ihre Erkrankung zu entwickeln und mit kleinen Änderungen im Tagesablauf ihre Symptome besser unter Kontrolle zu bekommen. Vielen Patienten ist auch geholfen, wenn sie sehr deutlich erfahren, dass ihre Reizdarmerkrankung zwar mit belästigenden Symptomen einhergeht, es aber zu keiner Verkürzung der Lebenserwartung kommt, vereinfacht gesagt, dass es sich um keine bösartige Erkrankung handelt.

Bei den Patienten, bei denen diese Basismaßnahmen nicht ausreichen, können im weiteren Therapieverlauf Medikamente oder alternative Therapiekonzepte eingesetzt werden. Sehr wichtig ist sowohl für den Patienten als auch für den behandelnde Arzt, jeden Therapieschritt ausführlich zu besprechen und jedem Therapieschritt ausreichend Zeit einzuräumen, um eine mögliche Besserung der Beschwerden zu erkennen. Gerade in der Therapie des Reizdarmsyndroms ist es wichtig, sich ausreichend Zeit zu geben und nicht von einer Therapiemaßnahme zur nächsten zu hetzen und dabei den eigentlichen positiven Effekt der einzelnen Maßnahmen zu übersehen.

Was ist ein Leitsymptom?

Der Begriff Reizdarmsyndrom ist ein Oberbegriff, unter dem viele verschiedene Symptome zusammengefasst werden. Das rührt daher, dass unbekannt ist, welche Funktionsstörungen für diese Symptome verantwortlich sind. Das Reizdarmsyndrom zeigt sich aber bei verschiedenen Patienten in verschiedenen Schweregraden und mit verschiedenen Hauptsymptomen. Da die Behandlung des Reizdarmsyndroms im Wesentlichen zu einer Linderung oder Beseitigung der verschiedenen Symptome führen soll, wurde der Begriff Leitsymptom etabliert. Unter einem Leitsymptom versteht man also das bei einem Patienten bestehende Hauptsymptom. Derartige Leitsymptome sind Verstopfung, Durchfall, Bauchschmerzen oder Blähungen. Die Therapie dieser Leitsymptome unterscheidet sich, sodass es sehr wichtig ist, das Leitsymptom korrekt zu erfassen. Neben den Leitsymptomen können auch weitere Nebensymptome bestehen, dennoch konzentriert sich die Therapie zunächst auf das Leitsymptom.

Gibt es eine Standardtherapie?

Bei der Therapie des Reizdarmsyndroms gibt es eine Basistherapie und eine spezielle Therapie. Die Basistherapie ist für alle Patienten mit einem Reizdarmsyndrom in ihren Grundzügen gleich. Insofern kann die Basistherapie als Standardtherapie angesehen werden.

Die Basistherapie umfasst mehrere Aspekte und wurde ein paar Seiten vorher schon beschrieben. Ganz wesentlich bei der Basistherapie ist die ausführliche Information über die Reizdarmerkrankung. Danach sollten die Betroffenen verstehen, was man unter einem Reizdarmsyndrom versteht, warum die durchgeführten diagnostischen Maßnahmen bestätigen, dass es sich um ein Reizdarmsyndrom handelt, und weshalb eine andere Erkrankung sicher ausgeschlossen werden kann. Wichtig ist in diesem Zusammenhang auch, dass die Lebenserwartung durch das Reizdarmsyndrom nicht von der normalen Lebenserwartung abweicht.

Gemeinsam mit Ihrem Arzt sollten Sie nun klären, welches Ihr Leitsymptom ist und welches die Nebensymptome sind. Danach kann Ihre individuelle Therapie besprochen werden und in diesem Zusammenhang ist es wichtig, realistische Ziele zu setzen. Ein realistisches Therapieziel kann zum Beispiel lauten: Die Symptome sollen sich im Laufe der Behandlung deutlich bessern. Eine vollständige Symptomfreiheit wäre zwar ein wünschenswertes Ziel, ist aber häufig nicht zu erreichen. So können realistische Therapieziele helfen, spätere Enttäuschungen zu vermeiden.

Wichtig bei der Basistherapie ist es auch, körperlich aktiv zu sein und seine individuellen Ressourcen zu stärken. Man hat nämlich gesehen, dass sich die Symptome des Reizdarmsyndroms deutlich bessern, wenn auf regelmäßige körperliche Aktivität geachtet wird. Damit ist nicht gemeint, dass Sie nun sportliche Höchstleistungen vollbringen sollen, sondern nur, dass Sie sich regelmäßig und maßvoll körperlich betätigen sollen. Schon kleine Änderungen im Tagesablauf, wie ein täglicher Abendspaziergang oder mit dem Fahrrad zur Arbeit zu fahren, können Ihnen helfen, Ihre Symptome besser unter Kontrolle zu bekommen. Auch andere Freizeitbeschäftigungen, Hobbies und sich regelmäßig mit Freunden und Bekannten zu treffen, sind geeignet, Symptome des Reizdarmsyndroms zu verbessern. Ebenso ist es hilfreich, die Ernährung anzupassen, insbesondere wenn bei Ihnen einzelne Nahrungsmittel Beschwerden verursachen. Ausführliche Informationen zur Ernährung beim Reizdarmsyndrom erhalten Sie in einem späteren Kapitel.

Was sind Ballaststoffe?

Auch Ballaststoffe lassen sich gut in der Basistherapie des Reizdarmsyndroms einsetzen. Ballaststoffe sind Nahrungsbestandteile, die nicht verdaut werden können und daher unverdaut wieder ausgeschieden werden. Obwohl Ballaststoffe unverdaulich sind, sind sie für den Verdauungsvorgang notwendig, da sie zum Beispiel durch Wasserbindung im Darm das Stuhlvolumen und den Stuhltransport regulieren. Vereinfacht gesagt, tragen die Ballaststoffe zu einem ausreichenden Stuhlvolumen und damit zu einem regelmäßigen Stuhlgang bei. Insbesondere pflanzliche Nahrungsmittel sind reich an Ballaststoffen, wobei sich die unterschiedlichen Nahrungsmittel wie Obst, Gemüse und Getreide in ihrem Ballaststoffanteil unterscheiden. Die häufig geäußerte Vermutung, dass alle Ballaststoffe zu einer vermehrten Darmgasproduktion und damit zu Flatulenz führen, ist nicht richtig. Lediglich einige Ballaststoffe, insbesondere Ballaststoffe aus Hülsenfrüchten, führen zu einer vermehrten Darmgasproduktion, andere Ballaststoffe wie zum Beispiel Weizenkleie führen nicht zu einer vermehrten Darmgasproduktion.

Die Deutsche Gesellschaft für Ernährung rät darauf zu achten, dass täglich mindestens 30 g Ballaststoffe in der Nahrung enthalten sind. Die Menge von 30 g Ballaststoffen lässt sich gut erreichen, wenn ausreichend Obst, Gemüse und Vollkornprodukte in der Nahrung mit dabei sind. Das heißt, wenn genügend Ballaststoffe aufgenommen werden, führt dies zu einem regelmäßigen Stuhlgang mit normaler Konsistenz.

Bei den Ballaststoffen unterscheidet man lösliche Ballaststoffe und unlösliche Ballaststoffe. Die löslichen Ballaststoffe, zu denen zum Beispiel Flohsamenschalen gezählt werden, binden im Darm reichlich Wasser, die unlöslichen Ballaststoffe, zu denen zum Beispiel Weizenkleie gezählt wird, binden wenig Wasser im Darm.

Die löslichen Ballaststoffe sind zur Ballaststofftherapie bei einem Reizdarmsyndrom besser geeignet als die unlöslichen Ballaststoffe. Häufig ist es aber auch hilfreich, verschiedene Ballaststoffe auszuprobieren, um herauszufinden, welcher Ballaststoff für den eigenen Darm am besten geeignet ist. Dabei ist es wichtig, dass Sie genügend Flüssigkeit aufnehmen und genügend trinken, damit die Ballaststoffe in Ihrem Darm ausreichend Wasser binden können und es nicht zu einer Verklumpung der Ballaststoffe in Ihrem Darm kommt.

Was ist Plantago ovata?

Es konnte gezeigt werden, dass Plantago ovata, der indische Flohsamen, positive Effekte auf Verstopfung, Durchfall und Bauchschmerzen hat und so bei Patienten mit einem Reizdarmsyndrom empfohlen werden kann. Für Weizenkleie hingegen wurden bisher in Studien noch keine positiven Effekte bei einem Reizdarmsyndrom gezeigt. Dabei hat indischer Flohsamen nichts mit Flöhen zu tun, sondern es handelt sich um die Samenschalen von Plantago ovata, einer Wegerichart, die in Asien und Afrika beheimatet ist und die dem europäischen Spitzwegerich sehr ähnlich sieht. In Reformhäusern und Apotheken sind verschiedene Flohsamenpräparate erhältlich. Am besten geeignet sind Pulverformen oder Granulate der Flohsamen, da diese mehr Wasser binden können als nicht zerkleinerte Flohsamen.

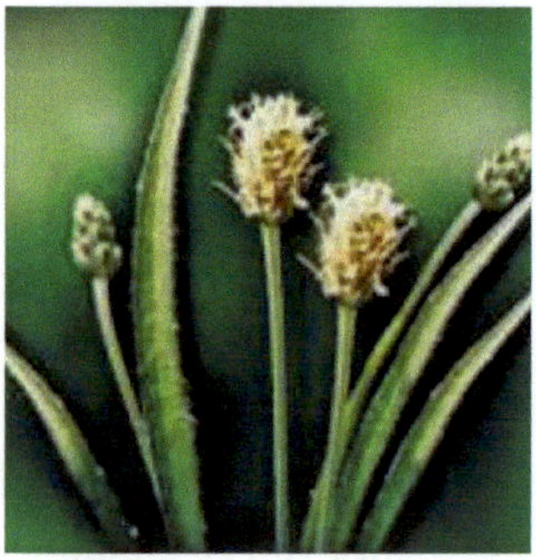

Plantago ovata.

Was sind Probiotika?

Unter Probiotika versteht man Präparate, die lebensfähige Mikroorganismen enthalten, dies können zum Beispiel Hefen, Milchsäurebakterien oder Darmbakterien sein. Probiotika können als Arzneimittel verabreicht werden, sie können aber auch Lebensmitteln zugesetzt werden, die dann probiotische Lebensmittel heißen. Typische probiotische Lebensmittel sind zum Beispiel mit Bakterien angereicherte

Joghurts oder Joghurts, die unter Verwendung speziell ausgewählter Bakterienstämme hergestellt wurden.

Für die meisten Probiotika ist unklar, wie sie ihre positive Wirkung entfalten. Es wird vermutet, dass sie vorübergehend an der Verdauung teilnehmen, sich aber nicht dauerhaft in unserem Darm ansiedeln. Ernsthafte Nebenwirkungen sind bei einer Therapie mit Probiotika nicht zu erwarten. Häufig wird berichtet, dass Probiotika andere Darmbakterien beeinflussen können, dass sie den Schutz der Darmwand erhöhen, das Immunsystem beeinflussen und die Schmerzwahrnehmung reduzieren. Die wissenschaftlichen Beweise für diese Aussagen stehen aber noch auf schwachen Beinen.

Welches Probiotikum bei welchem Symptom?

Symptom	Mikroorganismen
Blähungen und Flatulenz	Escherichia coli, Lactobacillus plantarum, Lactobacillus acidophilus, Lactobacillus bulgaricus, Bifidobacterium infantis, Bifidobacterium animalis ssp. lactis, Bifidobacterium bifidum, Bifidobacterium longum, Bifidobacterium breve, Bacillus coagulans, Saccaromyces thermophilus
Obstipation	Lactobacillus reuteri, Bifidobacterium animalis ssp. lactis, Lactobacillus casei, Escherichia coli
Diarrhö	Bacillus coagulans
Bauchschmerz	Bifidobacterium infantis, Bifidobacterium bifidum, Bacillus coagulans, Lactobacillus plantarum, Lactobacillus rhamnosus GG, Lactobacillus acidophilus, Saccaromyces cerevisiae, Escherichia coli

Man sagt den verschiedenen Probiotika unterschiedliche Wirkungen nach, sodass es in Analogie zur medikamentösen Behandlung beim Reizdarmsyndrom auch kein „Universalprobiotikum“ gibt. Vielmehr scheinen die einzelnen Probiotika auf unterschiedliche Symptome ganz verschieden zu wirken – zum Teil gut, zum Teil gar nicht und zum Teil sogar negativ. Die wenigsten Probiotika wurden in klinischen Studien untersucht. Sie finden über diesem Abschnitt eine Tabelle mit den Probiotika oder Probiotika-Kombinationen, die untersucht wurden, und welche Symptome dadurch gebessert wurden. Für andere Probiotika liegen solche Studien nicht vor; diese sind in der Tabelle nicht aufgelistet. Das heißt aber nicht, dass sie wirkungslos sind, es gibt nur nicht ausreichend Daten von klinischen Studien.

Da gerade bei Probiotika auch die Gefahr besteht, mit einem falsch gewählten Probiotikum die Symptome zu verschlimmern, sollten Sie die Einnahme eines Probiotikums mit Ihrem Arzt abstimmen. Dieser kann Sie beraten, da nicht jedes Probiotikum und jede Kombination in Deutschland erhältlich ist.

Welche Medikamente gibt es?

Zur Behandlung des Reizdarmsyndroms gibt es zahlreiche Medikamente. Alle Medikamente einzelnen darzustellen, würde den Rahmen dieses Ratgebers sprengen. Im Folgenden sind vielmehr Gruppen von Medikamenten und deren Einsatz bei bestimmten Symptomen zusammengefasst. Einzelne Arzneimittel, die entweder besonders wichtig erscheinen oder die sehr häufig zum Einsatz kommen, werden etwas detaillierter besprochen.

Welche Wirkstoffe helfen bei Durchfall (Diarrhö)?

Bei einem Reizdarmsyndrom wird die Diarrhö vor allem durch das Medikament Loperamid behandelt. Dadurch bessern sich sowohl die Stuhlkonsistenz als auch der Stuhldrang. Loperamid wird je nach Schwere des Durchfalls entweder regelmäßig genommen, nach Bedarf oder mit einer variablen Dosierung. Gelegentlich kommt es bei der Therapie mit Loperamid zu einer Verstopfung. Dann sollte die Dosierung reduziert werden oder es sollte sogar eine Pause bei der Medikamenteneinnahme eingelegt werden.

Bei einer milden Diarrhö reicht es häufig auch aus, mehr Ballaststoffe über die Ernährung zuzuführen oder Ballaststoffe zu ergänzen. Insbesondere die in Wasser unlöslichen Ballaststoffe wie Leinsamen und Weizenkleie eignen sich und führen so zu einer Verbesserung der Stuhlkonsistenz.

In Einzelfällen kommen zur Behandlung der Diarrhö auch Medikamente, die Gallensäuren binden (Colestyramin oder Colesevelam), Spasmolytika (Mebeverin oder Scopalamin) oder Phytotherapeutika zum Einsatz. Bei den Phytotherapeutika sind für Erdrauchkraut, Schleifenblume, Kurkuma und das Kombinations-Phytotherapeutikum STW5 (Iberogast®) positive Effekte auf Durchfall und die Häufigkeit des Stuhlgangs belegt. In Einzelfällen kann auch ein darmselektives Antibiotikum (Rifaximin oder Rifamycin) zum Einsatz kommen. Die Therapie mit dem Serotonin-Rezeptor-Blocker Ondansetron ist dem Spezialisten vorbehalten.

Gut belegt ist auch die Wirkung von Probiotika auf Durchfall. Bei der Auswahl des geeigneten Probiotikums ist darauf zu achten, dass das gewählte Probiotikum auch zur Behandlung von Durchfall geeignet ist, da nicht jedes Probiotikum bei Durchfall eingesetzt werden sollte.

Welche Medikamente lösen Bauchkrämpfe und Bauchschmerzen?

Wenn bei Ihnen Bauchkrämpfe im Vordergrund stehen, sollten krampflösende Medikamente eingesetzt werden. Medizinisch werden diese Medikamente Spasmolytika genannt. Für diese Medikamente sind die positiven Effekte bei einem Reizdarmsyndrom gut belegt.

Spasmolytika wirken entweder an Nervenzellen oder an Muskelzellen. Sie bewirken, dass die Nervenzellen, die üblicherweise die Darmmuskulatur zur Kontraktion anregen, gebremst werden, mit dem Ziel, dass die Darmkontraktionen und die Darmtransportgeschwindigkeit reduziert werden. An Darmmuskelzellen bewirken Spasmolytika, dass die Botenstoffe, die von den Nervenzellen kommen und üblicherweise eine Kontraktion verursachen, nicht wirken können und die Darmmuskulatur dadurch erschlafft. Insgesamt bewirken Spasmolytika auf verschiedenen Wegen, dass die Darmmuskulatur erschlafft und sich damit Bauchkrämpfe lösen.

In Deutschland werden aus dieser Medikamentengruppe häufig Mebeverin oder Butylscopolamin verschrieben. Andere Spasmolytika wie Pinaverium, Otilonium oder Cimetropium sind in Deutschland weniger gebräuchlich. Der Einsatz dieser Spasmolytika wurde beim Reizdarmsyndrom nur spärlich in klinischen Studien untersucht. Lediglich zu Mebeverin und Butylscopolamin gibt es aussagekräftige Studien. Auch für Pfefferminzöl alleine oder Pfefferminzöl in Kombination mit Kümmelöl, die im weitesten Sinne zu den Spasmolytika gehören, gibt es gute klinische Studien, die den Effekt bei Patienten mit einem Reizdarmsyndrom untersuchen. Hier ist aber unbedingt auf verkapselte Präparate zu achten, damit die Wirkstoffe erst im Darm und nicht schon im Magen freigesetzt werden. Es gibt noch zahlreiche andere Phytopharmaka, die bei einem Reizdarmsyndrom zur Behandlung der Schmerzen eingesetzt werden können. Abgesehen vom Kombinations-Phytotherapeutikum STW5, dessen positive Effekte in klinischen Studien gut belegt sind, liegen für andere Phytotherapeutika keine klinischen Studien vor, die es erlauben, ihre Wirksamkeit zu beurteilen.

Abgesehen von den Spasmolytika werden bei Bauchschmerzen auch lösliche Ballaststoffe eingesetzt. Mehrere Studien belegen die positiven Effekte, dennoch kann der Therapieerfolg in Einzelfällen sehr unterschiedlich sein. Wichtig ist, dass die Ballaststoffe regelmäßig eingenommen werden, da sie bei unregelmäßiger Einnahme die Schmerzen sogar verschlimmern können.

Auch Probiotika lindern bei Patienten mit einem Reizdarmsyndrom Schmerzen. Da Probiotika unterschiedliche Effekte auf den Magen-Darm-Trakt haben, ist bei der Auswahl der Präparate darauf zu achten, dass sich die verschiedenen Probiotika hinsichtlich ihrer positiven Effekte und auch hinsichtlich ihrer Nebenwirkungen unterscheiden. Das bedeutet, dass ein falsch ausgewähltes Probiotikum die Symptome auch verschlimmern kann.

Wie werden Spasmolytika eingenommen?

Spasmolytika können über einen längeren Zeitraum gegeben werden, um Bauchschmerzen zu vermeiden, oder nach Bedarf eingenommen werden, wenn Bauchschmerzen akut auftreten oder wenn Sie das Gefühl haben, dass sich Bauchschmerzen ankündigen. Eine dauerhafte Therapie sollte aber nicht länger als vier bis sechs Wochen durchgeführt werden.

Spasmolytika können Nebenwirkungen verursachen; häufig sind zum Beispiel Mundtrockenheit und trockene Augen. Gelegentlich kann auch die Sicht eingeschränkt sein.

Bei Bauchschmerzen, die auf die oben genannten Medikamentengruppen nicht ansprechen, kommen mit gutem Erfolg auch Antidepressiva und andere Psychopharmaka zum Einsatz.

Wie helfen Antidepressiva?

Antidepressiva sind Medikamente, die entwickelt wurden, um Depressionen zu behandeln. Im Rahmen der Entwicklung wurde festgestellt, dass manche Antidepressiva Nervenzellen beeinflussen können und so zur Behandlung von Schmerzen verschiedenster Art geeignet sind.

Interessanterweise braucht man viel niedrigere Dosierungen bei den Antidepressiva, um damit Schmerzen zu behandeln, verglichen mit den Dosierungen, die notwendig sind, um Depressionen zu behandeln. Es wurde nachgewiesen, dass auch Bauchschmerzen von Patienten mit einem Reizdarmsyndrom gelindert werden konnten. Deshalb werden, insbesondere wenn Bauchschmerzen das führende Symptom sind und andere Medikamente versagt haben, auch Antidepressiva zur Behandlung der Bauchschmerzen eingesetzt. Diese Behandlung ist eine Dauertherapie und sie muss zunächst über mehrere Wochen eingeschlichen werden. Das bedeutet, dass diese Medikamente mit einer sehr niedrigen Dosierung begonnen werden, die langsam gesteigert wird. In dieser Zeit der langsamen Steigerung spüren Sie möglicherweise noch nicht, dass Ihre Bauchschmerzen gelindert werden. Würde auf das Einschleichen verzichtet werden, wären diese Medikamente aber nicht gut verträglich, sodass bei diesem Therapieansatz Geduld nötig ist.

Antidepressiva werden in unterschiedliche Gruppen eingeteilt und nicht alle Antidepressiva sind für Patienten mit einem Reizdarmsyndrom geeignet. Ihr behandelnder Arzt wird das richtige für Sie auswählen, abhängig von Ihren Symptomen. Antidepressiva haben unterschiedliche Nebenwirkungen – von Mundtrockenheit bis zu Verstopfung oder Durchfall. Manche dieser Nebenwirkungen sind bei Patienten mit einem Reizdarmsyndrom möglicherweise sogar erwünscht, sodass durch eine gezielte Auswahl des eingesetzten Antidepressivums möglicherweise zwei Symptome positiv beeinflusst werden können.

Helfen bei Bauchschmerzen auch Standard-Schmerzmittel?

Medikamente wie Aspirin, Ibuprofen, Metamizol und Paracetamol sowie andere Schmerzmedikamente, die üblicherweise bei Kopfschmerzen, Gelenkschmerzen oder anderen Schmerzen verwendet werden, sind bei Bauchschmerzen im Rahmen eines Reizdarmsyndroms nicht oder nicht ausreichend wirksam.

Da diese Medikamente darüber hinaus Nebenwirkungen im Bereich des Magen-Darm-Trakts verursachen können, sollten diese Wirkstoffe bei einem Reizdarmsyndrom nicht verwendet werden. Noch stärkere, opiumähnliche Schmerzmittel wurden bei Bauchschmerzen im Rahmen eines Reizdarmsyndroms nicht ausreichend untersucht und sollten daher aufgrund von möglichen Nebenwirkungen im Bereich des Magen-Darm-Trakts und der Gefahr der Abhängigkeit nicht verwendet werden.

Welche Medikamente helfen bei Verstopfung?

Zur Behandlung der Verstopfung werden Quellstoffe und Laxanzien eingesetzt. Für die meisten dieser Präparate gibt es medizinische Studien zur Behandlung von Verstopfung, nicht hingegen zur Behandlung von Verstopfung im Zusammenhang mit einem Reizdarmsyndrom.

Quellstoffe sind Substanzen, die bei Kontakt mit Wasser aufquellen, damit das Stuhlvolumen vergrößern, dem Stuhl eine weiche Beschaffenheit geben und die Darmtätigkeit anregen. Typische Quellstoffe sind die Ballaststoffe, deren positiver Effekt in der Behandlung der Obstipation gut untersucht wurde. Die meisten Studien wurden mit wasserlöslichen Flohsamenschalen durchgeführt, die bei uns auch unter dem Namen Psyllium oder Plantago verkauft werden. Wasserunlösliche Ballaststoffe wie zum Beispiel Weizenkleie sind im Zusammenhang mit der Obstipation bei einem Reizdarmsyndrom weniger geeignet und scheinen sogar Blähungen zu verstärken.

Laxanzien sind Substanzen, die abführen und damit die Verstopfung und die dadurch verursachten Symptome beseitigen. Gelegentlich sind die Laxanzien aber nicht in der Lage, die begleitenden Bauchschmerzen ausreichend zu lindern. Bei den Laxanzien gibt es verschiedene Wirkmechanismen. Man unterscheidet osmotische Laxanzien, die durch eine erhöhte Salzkonzentration Wasser im Darm zurückhalten oder sogar Wasser in den Darm ziehen, von stimulierenden Laxanzien. Stimulierende Laxanzien sind Substanzen, die den Dünndarm anregen, aktiv Wasser und Salze in das Darminnere abzugeben. Verschiedene Magnesiumpräparate, wie Magnesiumcitrat und Magnesiumsulfat, sind übrigens auch als abführende Dauermedikation exzellent geeignet.

Als Prokinetika bezeichnet man Laxanzien, die die Transportaktivität des Dickdarms anregen. Aus der Gruppe der Prokinetika wird der Wirkstoff Prucaloprid bei denjenigen Patienten eingesetzt, bei denen anderweitige Laxanzien nachweislich keine ausreichende Wirkung haben.

Isoosmotische Laxanzien sind Substanzen, die Wasser im Darm binden, ohne dass es zu einem Salzverlust oder einem Wasserverlust im Körper kommt. Diese Laxanzien werden auch Laxanzien vom Macrogoltyp genannt und kommen beim Reizdarmsyndrom mit Verstopfung sehr oft zum Einsatz.

Weiterhin werden zuckerhaltige Laxanzien verwendet, gerade wenn Ballaststoffe nicht ausreichend sind oder wenn unter einer Behandlung mit Ballaststoffen Blähungen auftreten. Zuckerhaltige Laxanzien wie zum Beispiel Laktulose werden von der Darmflora zersetzt und binden Flüssigkeit im Darminneren. Gelegentlich kommen zur Behandlung der Verstopfung auch Einläufe (Klistiere) oder Zäpfchen zum Einsatz.

Die meisten Laxanzien sind in der Apotheke ohne ärztliche Verschreibung erhältlich. Manche Laxanzien, wie zum Beispiel die Laktulose, führen zu einer Verstärkung von Blähungen und sind daher beim Reizdarmsyndrom nur mit Einschränkungen geeignet. Andere Laxanzien wie zum Beispiel die stimulierenden Laxanzien führen vermehrt zu Bauchschmerzen und sind aus diesem Grund zur Behandlung der Verstopfung bei einem Reizdarmsyndrom nicht so gut geeignet. Aus all diesen Gründen ist es ratsam, sich bei der Verwendung von Laxanzien beraten zu lassen, denn ein falsch ausgewähltes Laxans kann auch zur Verschlimmerung von Symptomen führen.

Laxantien sind übrigens sehr sichere Medikamente. Eine Abhängigkeitsentwicklung oder Krebsförderung gehört in das Reich der Mythen, vielmehr sind Laxantien gut in der Langzeittherapie geeignet und steigern die Lebensqualität. Gelegentlich ist die Verstopfung so ausgeprägt, dass Abführmedikamente als Kombinationstherapie mit 2 oder 3 Präparaten eingesetzt werden müssen. In solchen Fällen sollte die Entscheidung aber vom Hausarzt getroffen werden.

Was ist ein Guanylatzyklase-C-Aktivator?

Abgesehen von reinen Laxanzien gibt es inzwischen Medikamente, die speziell für Patienten mit einem Reizdarmsyndrom vom Obstipationstyp entwickelt wurden. Dabei handelt es sich um Substanzen, die durch eine direkte Wirkung am Darm sowohl eine Verstopfung als auch Bauchschmerzen lindern können. Streng genommen handelt es sich hierbei nicht um Laxanzien, sondern tatsächlich um eine neue Klasse der Reizdarmmedikamente.

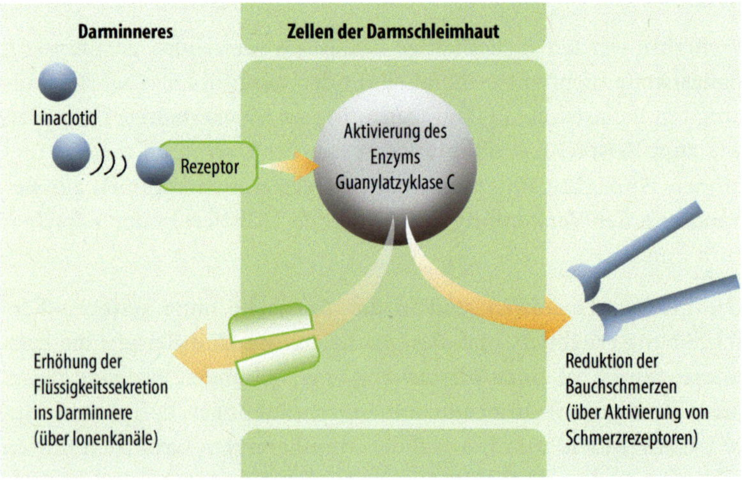

Wirkmechanismus Linaclotid – Guanylatzyklase-C-Aktivator.

Linaclotid ist der erste in Deutschland zugelassene Vertreter aus dieser Klasse. Linaclotid aktiviert am Darm das Enzym Guanylatzyklase C, das an der Darmschleimhaut lokalisiert ist. Die Aktivierung dieses Enzyms wiederum reduziert die Schmerzwahrnehmung und erhöht die Flüssigkeitssekretion in das Darminnere. Beide Effekte wirken sich positiv bei Patienten mit einem Reizdarmsyndrom vom Verstopfungstyp aus. Trotz Zulassung in Deutschland wird das Medikament im Moment nicht vermarktet. In anderen deutschsprachigen Ländern (Österreich, Schweiz) bestehen diese Probleme nicht. Da Constella® aber im Rest von Europa vertrieben wird, kann es vom Arzt auch in Deutschland rezeptiert werden und von jeder Apotheke über die Internationale Apotheke bezogen werden. Andere Präparate, wie z. B. Plecanatid, mit sehr ähnlichen Wirkmechanismen werden derzeit in klinischen Studien geprüft, sodass hier in Zukunft eine größere Vielfalt an Medikamenten zu erwarten ist, die die Verstopfung im Zusammenhang mit einem Reizdarmsyndrom spezifisch behandeln. Es bleibt zu hoffen, dass die zukünftigen Medikamentenentwicklungen dann auch in Deutschland erhältlich sein werden.

Welche Medikamente helfen bei Blähungen?

Bei der Behandlung der verschiedenen Symptome des Reizdarmsyndroms stellen Blähungen die größte Herausforderung dar. Gelegentlich werden entschäumende Präparate verschrieben, die Wirkstoffe hierbei sind Dimethicon oder Simethicon. Zu diesen entschäumenden Präparaten gibt es aber streng genommen keine klinischen Studien, die den Einsatz bei einem Reizdarmsyndrom rechtfertigen. In den Leitlinien werden vor allem pflanzliche Präparate, wie Pfefferminzöl oder Kümmelöl, und verschiedene Probiotika empfohlen. Mehrere Studien belegen positive Wirkungen von Probiotika bei Blähungen und Flatulenz. Bei der Auswahl der geeigneten Probiotika ist deren individuelles Profil zu beachten (mehr dazu Seite 109). Bei hartem und seltenem Stuhlgang sowie zusätzlichen Blähbauchbeschwerden sind konsequent und regelmäßig angewendete abführende Maßnahmen die erste Therapiewahl. Prokinetika wie Prucaloprid sind bei Blähungen eine Reserveoption.

Nicht geeignet zur Behandlung von Blähungen sind Medikamente, die die Darmmotilität beeinflussen, Schmerzmedikamente oder Bauchspeicheldrüsenenzyme.

Können Antibiotika helfen?

Bei manchen Symptomen des Reizdarmsyndroms ist eine Behandlung mit Antibiotika erfolgreich. Hier bieten sich Antibiotika an, die nur im Darm wirken und nicht in den Körper aufgenommen werden. Zu den Symptomen, die mit solchen Antibiotika behandelt werden können, zählen Blähungen und Durchfall. Kein Antibiotikum ist jedoch zur Behandlung der Symptome eines Reizdarmsyndroms zugelassen, sodass der Einsatz als „Off-label"-Verwendung angesehen wird. Bei einem solchen Off-label-Einsatz werden die Kosten manchmal nicht von der Krankenkasse übernommen.

Die Antibiotika Rifaximin sind hierzu am besten untersucht, häufig hilft eine zweiwöchige Therapie. Unklar ist, wie lange der positive Einfluss anhält und wann die Behandlung mit Rifaximin wiederholt werden muss. Nebenwirkungen werden nur wenige berichtet, es ist aber auch nicht bekannt, ob die wiederholte Gabe von Antibiotika die eigene Darmflora beeinflusst oder möglicherweise sogar dauerhaft schädigt. Das Antibiotikum Rifamycin ist eine neuere Alternativoption.

Haben die Medikamente Nebenwirkungen?

Medikamente haben Nebenwirkungen – die Bandbreite reicht von minimal bis schwerwiegend. Die Wirkstoffe, die in der Behandlung des Reizdarmsyndroms eingesetzt werden, haben häufig lediglich minimale oder kaum spürbare Nebenwirkungen, das ist natürlich vorteilhaft. Bei Medikamenten, die mit spürbaren Nebenwirkungen einhergehen, wird Sie Ihr Arzt vorab informieren, damit Sie sich darauf einstellen können.

Die Medikamente, die zur Behandlung des Reizdarmsyndroms eingesetzt werden, verursachen eine Veränderung unserer Darmfunktion. Das ist so gewollt. Gelegentlich kann man dies aber zu Therapiebeginn als unangenehm verspüren. Dennoch ist es wichtig, die Medikamente auch bei solchen Missempfindungen regelmäßig weiter zu nehmen. Eine solche „Anfangsverschlechterung" findet sich sehr häufig bei der therapeutischen Anwendung von Ballaststoffen oder bei den Medikamenten, die die Motilität des Darmes beeinflussen. Lassen Sie sich hier nicht in die Irre führen, diese Wirkungen sollten Sie nicht dazu veranlassen, das Medikament überstürzt abzusetzen.

Welche Arzneimittel sind wofür geeignet?

Für die Behandlung des Reizdarmsyndroms und seiner Symptome sind zahlreiche Arzneimittel erhältlich. Einige davon sind frei verkäuflich, andere nur in Apotheken erhältlich und wieder andere sind verschreibungspflichtig.

Da es nicht „das Medikament" für „das Reizdarmsyndrom" gibt, sondern die Medikamente immer nur einzelne Symptome bessern, benötigen Sie eine Beratung darüber, welches Medikament für Sie geeignet ist. In diesem Ratgeber sind einige der Arzneimittel und Arzneimittelgruppen genannt und es wird erklärt, welche Effekte sie bewirken können. Diese Informationen sind dafür gedacht, dass Sie verstehen, wie die verschiedenen Maßnahmen wirken. Dieser Ratgeber ersetzt aber nicht die fachkundige Beratung bei einem Arzt oder Apotheker, denn durch eine falsche Auswahl der Arzneimittel oder die falsche Anwendung können Ihre Symptome im besten Falle unverändert bleiben, im schlimmsten Falle aber schlimmer werden.

Soll ich mehrere Medikamente gleichzeitig nehmen?

Die einzelnen Medikamente sind dazu gedacht, einzelne Leitsymptome zu behandeln. Die Kombination von mehreren Medikamenten zur Behandlung mehrerer gleichzeitig auftretender Symptome wurde in Studien nicht untersucht und wird nur unter ärztlicher Aufsicht empfohlen. Bei der sogenannten Polymedikation, also der Behandlung mit mehreren Medikamenten, ist es häufig schwierig zu erkennen, welches Medikament nun welchen Effekt hat und welches Medikament für welche Nebenwirkung verantwortlich ist. Abgesehen von Ausnahmefällen wird eine solche Polymedikation also nicht durchgeführt.

Ebenso sollte vermieden werden, in schneller Abfolge verschiedene Medikamente hintereinander zu testen, da durch ein zu schnelles Ändern oder Absetzen der eigentliche Effekt häufig übersehen wird.

Wie lange soll ich die Medikamente nehmen?

Manche Medikamente werden nur bei Bedarf als Bedarfsmedikation verabreicht, manche Medikamente sind eine tägliche Dauermedikation. Prinzipiell gilt für eine Dauermedikation, dass diese dann auch dauerhaft und regelmäßig genommen werden sollte, auch wenn die Beschwerden gebessert sind. Besprechen Sie mit Ihrem Arzt, ob das Medikament, das er Ihnen verschrieben hat, eine reine Bedarfsmedikation oder eine Dauermedikation ist, denn diese Information ist für Sie ausgesprochen wichtig.

Typische Bedarfsmedikationen sind zum Beispiel Medikamente gegen Bauchkrämpfe. Diese werden eingenommen, wenn Bauchkrämpfe auftreten, und führen zu einer raschen Besserung der Symptome. Typische Dauermedikationen sind zum Beispiel Ballaststoffe oder Medikamente, welche die viszerale Hypersensitivität beeinflussen. Ballaststoffe führen gerade dann, wenn man sie unregelmäßig einsetzt, häufig sogar zu einer Verschlechterung der Symptome. Das ist den meisten Betroffenen nicht bewusst. Medikamente gegen die viszerale Hypersensitivität werden häufig einschleichend dosiert – beginnend mit einer niedrigen Dosierung, dann langsame Steigerung –, sodass diese Medikamente oftmals über viele Wochen eingenommen werden müssen, bis der eigentliche positive Effekt eintritt.

Sie erkennen, dass die Einnahmedauer für jedes Medikament unterschiedlich ist. Daher empfiehlt es sich, zu Beginn der Therapie mit Ihrem Arzt genau zu besprechen, wie lange Sie die Medikamente einnehmen sollen und in welcher Art und Weise, damit es zu keinen Missverständnissen kommt. Solche Missverständnisse verhindern, dass Ihre Symptome gebessert werden, sie können Symptome sogar verschlimmern und führen dann zu Frustration auf allen Seiten.

„Hilfe, meine Medikamente helfen nicht!“

Wenn Medikamente nicht helfen, kann es unterschiedliche Gründe geben. Häufige Gründe dafür, dass Medikamente nicht oder nicht ausreichend helfen, sind die falsche oder eine unregelmäßige Einnahme. Bitte halten Sie sich unbedingt an die Einnahmevorschriften.

Ein weiterer Grund für eine fehlende Verbesserung kann sein, dass Ihr Medikament noch nicht hilft, denn für viele Medikamente bedarf es einer gewissen Zeit, bis sich die Besserung der Symptome einstellt. Hier ist Geduld die Lösung.

Möglicherweise ist das Ihnen verschriebene Medikament aber auch tatsächlich nicht geeignet, Ihre Symptome zu behandeln. Dies kann häufig aber erst nach vier bis sechs Wochen ausreichend beurteilt werden. Da es sich bei der Therapie des Reizdarmsyndroms um eine symptomatische Therapie handelt, ist es nicht ungewöhnlich, dass auch mal ein Medikament verwendet wird, das anderen hilft, aber Ihnen leider nicht. In diesem Fall ist die Lösung des Problems der Wechsel auf ein anderes Medikament oder die Auswahl einer anderen Maßnahme.

Wieso hilft Pfefferminzöl?

Pfefferminzöl besteht aus verschiedenen Inhaltsstoffen. Darunter finden sich verschiedene Menthol- und mentholähnliche Inhaltsstoffe. Diese Inhaltsstoffe führen an Muskelzellen unter anderem zu einer Erschlaffung. Gerade diese erschlaffende Wirkung kann bei verschiedenen Magen-Darm-Erkrankungen genutzt werden. Im Zusammenhang mit dem Reizdarmsyndrom ist die Wirkung von Pfefferminzöl in klinischen Studien untersucht worden. Dabei zeigt sich, dass gerade diejenigen Patienten, bei denen Bauchschmerzen, Blähungen und Krämpfe im Vordergrund stehen, von Pfefferminzöl profitieren. Pfefferminzöl kann in Kapselform oder als reines Öl aufgenommen werden. Die klinischen Studien wurden mit Pfefferminzöl in magensaftresistenten Kapseln durchgeführt, sodass solche Präparate verwendet werden sollten.

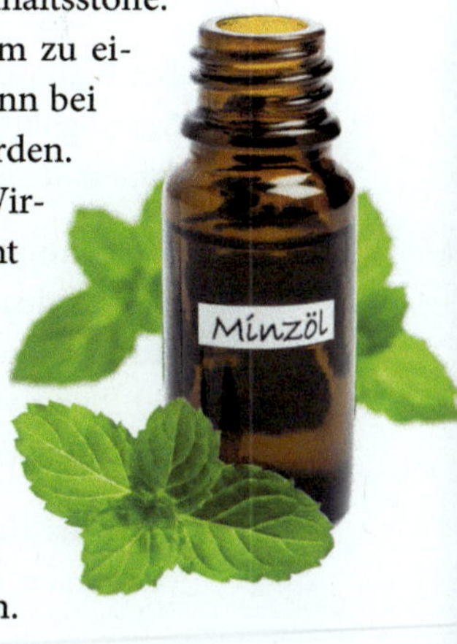

Möglicherweise ist reines Pfefferminzöl aber genauso wirksam, es gibt hierzu jedoch keine Studien. Sofern Sie reines Pfefferminzöl verwenden, empfiehlt es sich, 10–20 Tropfen Pfefferminzöl in 100 ml lauwarmem Wasser zu verdünnen, bevor Sie es zu sich nehmen.

Was ist mit Aloe vera und anderen pflanzlichen Präparaten?

Zahlreiche weitere pflanzliche Präparate sind als Kräuter, Tees oder andere Zubereitungen erhältlich und es werden ihnen positive Wirkungen beim Reizdarmsyndrom nachgesagt. Viele der erwähnten positiven Effekte beruhen auf historischen und naturheilkundlichen Erkenntnissen, Einzelfallberichten oder individuellen Beobachtungen. Ohne standardisierte klinische Studien ist eine Beurteilung der möglichen Wirkungen nicht möglich. Es spricht aber auch nichts dagegen, ohne medizinischen Wirksamkeitsnachweis an pflanzliche Präparate zu glauben und einen zeitlich begrenzten Therapieversuch zu unternehmen.

Welche Medikamente werden bei Kindern empfohlen?

Kinder sind keine kleinen Erwachsenen, deshalb kann man sie auch nicht wie Erwachsene behandeln. Vielmehr gelten für Kinder andere, eingeschränkte Therapieempfehlungen.

Bei Blähungen und Verstopfung sollten bei Kindern Laxanzien vom Macrogoltyp eingesetzt werden. Andere Laxanzien werden nicht empfohlen, da sie bei Kindern bisher nicht ausreichend untersucht sind.

Bei Schmerzen und Bauchkrämpfen wird bei Kindern verkapseltes Pfefferminzöl empfohlen, da dieses in entsprechenden klinischen Studien untersucht wurde. Die in der Erwachsenenmedizin zur Behandlung von Bauchschmerzen eingesetzten Antidepressiva werden bei Kindern nicht empfohlen.

Bei Durchfall kann bei Kindern unter ärztlicher Aufsicht Loperamid verwendet werden. Aus der Gruppe der Probiotika sind bei Kindern mit Reizdarmsyndrom vom Durchfalltyp oder Schmerztyp Probiotika, die Lactobacillus GG enthalten, wirksam.

Gibt es noch andere Medikamente?

Die Behandlungsleitlinien zum Reizdarmsyndrom in Deutschland erwähnen noch zahlreiche weitere Medikamente. Diese sind häufig nicht zur Behandlung des Reizdarmsyndroms zugelassen und werden sozusagen Off-label verwendet. Gerade bei schwierig zu behandelnden Symptomen kommen diese Präparate in Einzelfällen zum Einsatz. Falls bei Ihnen ein solches Off-label-Präparat eingesetzt wird, wird Ihr Arzt Sie über die angestrebten positiven Effekte und die möglicherweise zu erwartenden Nebenwirkungen informieren.

Zur Behandlung des Reizdarmsyndroms gibt es inzwischen viele Medikamente, die in Deutschland nicht, noch nicht oder nicht mehr zugelassen sind. Diese können teilweise nach einer ärztlicher Verschreibung über die Internationale Apotheke bezogen werden. Zu diesen Medikamenten zählen insbesondere Substanzen, die in den Serotoninstoffwechsel eingreifen und speziell zur Behandlung des Reizdarmsyndroms entwickelt wurden. Tegaserod, Alosetron, Ramosetron, Cilansetron, Eluxadolin, Lubiproston und Plecanatid sind einige Vertreter dieser Medikamente. Die Gründe dafür, dass diese Substanzen in Deutschland nicht zugelassen sind, liegen daran, dass es bei manchen dieser Medikamente zu ernsthaften Nebenwirkungen kommen kann, verbunden mit Sicherheitsbedenken, aber bei manchen dieser Substanzen leider auch Fragen der Kostenübernahme.

Interessanter als die Liste der nicht zugelassenen Medikamente ist die Liste derjenigen Medikamente, die sich aktuell in der Entwicklung befinden oder sogar schon in klinischen Studien geprüft werden. Die entsprechenden Wirkstoffe zu diskutieren ist noch zu früh. Bei Interesse lassen sich die einzelnen Substanzen und die klinischen Studien unter www.clinicaltrials.gov finden. Wenn man in das Suchfeld den englischen Begriff „Irritable Bowel Syndrome“ eingibt, dann erscheint eine Liste mit allen weltweit laufenden klinischen Studien zum Reizdarmsyndrom.

Reizdarmsyndrom
Komplementäre und alternative Therapien

Braucht es immer Medikamente?

Nicht immer sind zur Behandlung des Reizdarmsyndroms Medikamente erforderlich. Häufig ist es völlig ausreichend, über seine Erkrankung und über die damit verbundenen belästigenden Symptome Bescheid zu wissen. Viele Betroffene sind durch die Bestätigung, dass hinter ihren Symptomen keine bösartige Erkrankung steckt, erleichtert und können im Folgenden mit ihren Symptomen besser umgehen. Dann sind häufig weder Arztbesuche noch Medikamente notwendig. Zum besseren Umgang mit dem Reizdarmsyndrom hilft nicht nur das Bescheid-Wissen über die Erkrankung, sondern es hilft auch, darüber Bescheid zu wissen, welche kleinen Dinge man selber tun kann, um die Symptome zu bessern. Dazu gehören eine gesunde Lebensführung genauso wie eine positive Sichtweise auf das Leben. Hilfreich ist auch, wenn man in sich hineinhorcht und die Ernährung, ohne dass sie großartig umgestellt wird, an die kleinen individuellen Unverträglichkeiten anpasst. Auch ist es hilfreich, Stress zu vermeiden und von vornherein dafür zu sorgen, dass Stress gar nicht erst entsteht und das Leben in ruhigen Bahnen laufen kann.

Nur wenn die Anpassung des eigenen Lebensstils nicht ausreicht, werden Sie vermutlich einen Arzt aufsuchen, damit er Sie berät und gegebenenfalls Behandlungen einleitet. Nicht immer läuft dies auf eine medikamentöse Therapie hinaus, vielmehr gibt es auch zahlreiche alternative oder komplementäre Therapieformen, die Ihnen Ihr Arzt anbietet oder die Sie selber durchführen wollen. Es sei aber nochmals betont: Das Reizdarmsyndrom ist keine Erkrankung, die immer oder dauerhaft mit Medikamenten behandelt werden muss.

Was sind komplementäre und alternative Behandlungsformen?

Da es bei medikamentösen Behandlungen gelegentlich zu Nebenwirkungen kommt oder die Behandlungen möglicherweise wirkungslos bleiben, fragen viele Betroffene nach komplementären Behandlungen oder alternativen Therapien. Zu diesen Behandlungsformen zählen zum Beispiel die Ernährungsberatung und die Ernährungsumstellung, die Traditionelle Chinesische Medizin (TCM), körperbezogene Behandlungen wie Massagen und Akupunktur, Bewegungstherapien wie zum Beispiel Tai-Chi und Yoga oder beruhigende Therapien wie Meditation, autogenes Training und Hypnose.

Diese und zahlreiche andere komplementäre und alternative Behandlungsformen werden angeboten und sind häufig auch für Patienten mit einem Reizdarmsyndrom hilfreich. Die meisten dieser Therapien haben ihre Stärke in der allgemeinen Kräftigung des Körpers und des Geistes und sind nicht als spezifische Behandlungen für das Reizdarmsyndrom anzusehen.

Viele dieser Behandlungen werden nicht durch medizinische Leitlinien empfohlen. Das liegt daran, dass sie bisher nicht, wie für Medikamente üblich, in klinischen Studien überprüft wurden. Diese Nicht-Überprüfung bedeutet aber nicht im Umkehrschluss, dass die Maßnahmen nicht hilfreich sind. Vielmehr ist sehr gut bekannt, dass stabilisierende und stärkende Maßnahmen, die zu einer positiven allgemeinen Lebensführung beitragen, gerade die funktionellen Symptome, wie sie beim Reizdarmsyndrom vorkommen, sehr positiv beeinflussen können.

Was ist Traditionelle Chinesische Medizin?

Während sich in der westlichen Welt unsere Medizin herausgebildet hat, so wie wir sie kennen, ist die chinesische Medizin einen ganz anderen Weg gegangen. In der Traditionellen Chinesischen Medizin werden Bewegungsübungen wie zum Beispiel Qigong, Ernährungsberatung, Massagetechniken wie zum Beispiel Shiatsu, Akupunktur und Moxibustion, aber auch Arzneimitteltherapien nach asiatischen Standards angeboten.

Die Arzneimitteltherapien im Rahmen der chinesischen Medizin werden, da sie sehr stark auf Heilkräutern basieren, häufig auch Kräutertherapie genannt. Insbesondere die Akupunkturbehandlung hat eine starke Verbreitung und eine hohe Akzeptanz gefunden. Ähnliches gilt für die chinesische Kräutertherapie. In der chinesischen Medizin werden zur Behandlung bestimmter Symptome häufig mehrere

Kräuter in Kombination verwendet, ein Ansatz, der sich auch in der europäischen Phytotherapie wiederfindet.

In der Behandlung von Symptomen des Reizdarmsyndroms werden häufig Mischungen aus Lakritze, Rhabarber, Kardamom, Gerste und Mandarinenschalen verwendet, es kommen aber auch zahlreiche andere Kräuter und Mischungen zum Einsatz.

Ebenso wie die westliche Medizin ist die Traditionelle Chinesische Medizin über Jahrtausende aus Erfahrungen entstanden. Aus Sicht der westlichen Medizin sind die Verfahren der chinesischen Medizin aber nicht oder nicht ausreichend in medizinischen Studien überprüft. Daher werden die Erfolge in der Behandlung häufig angezweifelt. Es ist sicherlich nicht zielführend, die verschiedensten Formen der Medizin als konkurrierend anzusehen, vielmehr hilfreich ist der ganzheitliche Ansatz nach dem Motto, was dem Patienten hilft, ohne ihm zu schaden, kann versucht werden.

Wie hilft Akupunktur bei Reizdarmsyndrom?

Bei der Akupunktur werden verschiedene Akupunkturnadeln verwendet. Diese Akupunkturnadeln werden auf definierte Punkte, die sich auf sogenannten Leitbahnen finden, gesetzt. Prinzipiell besagt die Theorie, dass die Akupunktur den Energiefluss innerhalb dieser Leitbahnen, den Meridianen, verbessert. Diese Verbesserung des Energieflusses bewirkt eine Linderung der Symptome. Soweit die Theorie. Klinische Prüfungen zur Akupunktur beim Reizdarmsyndrom haben bisher keine eindeutigen Ergebnisse erbracht – von guter Wirksamkeit bis zu gar keiner Wirksamkeit. Obwohl so ein Wirksamkeitsnachweis aussteht, wird die Akupunktur aber mit teilweise guten Erfolgen bei Bauchschmerzen, Blähungen und Übelkeit eingesetzt. Die Akupunktur ist eine im Großen und Ganzen sichere Behandlungsmethode, sodass nichts dagegen spricht, die Akupunktur im Rahmen eines Therapieversuches einzusetzen.

Was ist eine Kolon-Hydrotherapie?

Die Kolon-Hydrotherapie ist eine Darmspülung, die zur Behandlung verschiedener Erkrankungen angeboten wird. Für keine der Erkrankungen, bei denen diese Hydrotherapie eingesetzt wird, gibt es wissenschaftliche Studien, die einen Vorteil belegen. Auch nicht für die Therapie des Reizdarmsyndroms.

Bei der Hydrotherapie werden über einen Einlaufkatheter mehrere Liter Flüssigkeit in den Dickdarm eingeleitet. Dabei reicht die Menge von 5 bis zu 10 Litern. Die Temperatur der Spülflüssigkeit ist schwankend und liegt zwischen lauwarm und warm. Dem Spülwasser werden unterschiedliche Zusätze beigefügt, die die Wirkung unterstützen oder verstärken sollen. Häufig wird dem Spülwasser auch Ozon zugesetzt, das die Entgiftung unterstützen soll. Bei der Hydrotherapie handelt es sich nicht um eine einmalige Behandlung, sondern um eine Behandlung, die mehrfach wiederholt wird, um den gewünschten Effekt zu zeigen.

Die Ziele der Hydrotherapie sind unterschiedlich. Beim Reizdarmsyndrom werden als Therapieziele die Anregung der Darmtätigkeit, die Unterstützung der Darmentleerung und die Entschlackung genannt. Ob die Kolon-Hydrotherapie diese Wirkungen tatsächlich hat und ob die Kolon-Hydrotherapie tatsächlich einen Nutzen bringt, ist unklar. Viele der Behandelten berichten über positive Effekte durch die Hydrotherapie, als Wirksamkeitsnachweis ist das aber nicht ausreichend. Es ist jedoch zu beachten, dass es bei der Kolon-Hydrotherapie auch zu schwerwiegenden Komplikationen kommen kann. So kann es im Rahmen der Spülung zu Verletzungen der Darmwand kommen, durch das eingebrachte Spülwasser sind Störungen des Wasser- und Elektrolytgleichgewichts denkbar. Für solch ein Verfahren – mit möglichen schwerwiegenden Komplikationen – sind vor der Anwendung in der Behandlung des Reizdarmsyndroms klinische Studien zu fordern, die die Wirksamkeit belegen.

Was sind Bewegungstherapien?

Bewegungstherapien sind therapeutische Verfahren der Physiotherapie, die auf verschiedene Bewegungsübungen zurückgreifen. Vereinfacht gesagt handelt es sich um verschiedene Arten der Physiotherapie deren Ziel es ist, die körperliche Belastbarkeit im Zusammenhang mit den verschiedensten Alltagsanforderungen zu stärken. Yoga und Tai-Chi sind Bewegungstherapien, denen nachgesagt wird, dass sie auch bei Symptomen des Reizdarmsyndroms, wie Bauchschmerzen, Blähungen und Durchfall, helfen können.

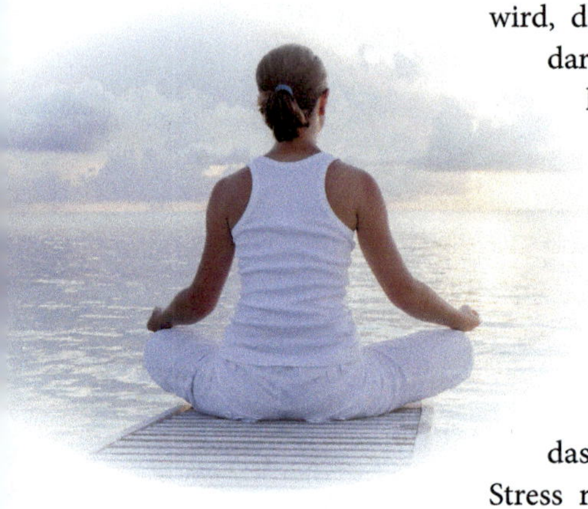

Das Interessante an diesen Bewegungstherapien ist, dass sie frei von Nebenwirkungen sind, dass sie sowohl in der Gruppe als auch selbstständig durchführbar sind und dass sie neben positiven Effekten auf die Symptome des Reizdarmsyndroms auch das generelle Wohlbefinden fördern und Stress reduzieren. Für sich alleine genommen können diese Bewegungstherapien die Symptome eines schweren Reizdarmsyndroms nicht ausreichend lindern, bei milden Verlaufsformen können Ihnen derartige Bewegungstherapien aber helfen, Ihre Symptome in den Griff zu bekommen.

Psychiatrische, psychologische und psychosomatische Behandlung

Sowohl Stress als auch Ängste können die Symptome des Reizdarmsyndroms verschlimmern oder auslösen. Es ist daher hilfreich, Stress und Ängste zu erkennen und unterstützend zu behandeln. Wie tiefgreifend diese Therapien sein sollen, hängt auch davon ab, wie stark der Zusammenhang zwischen Stress und Ängsten und Ihren Symptomen ist. Bei vielen Patienten ist es ausreichend, einfache Maßnahmen zur Stress- und Angstvermeidung bzw. -bewältigung durchzuführen. Bei manchen Betroffenen kann es helfen, intensive psychosomatische oder psychosoziale Therapien einzuleiten. Der ideale Weg ist es, sich vom Arzt beraten zu lassen, ob er unterstützende Maßnahmen bei Ihnen für sinnvoll hält, und falls ja, welche Maßnahmen bei Ihnen infrage kommen. Solch ein Gespräch ist auch geeignet, tiefer liegende Angststörungen oder sogar Depressionen zu erkennen, und sofern solche vorliegen, die nötigen Behandlungsmaßnahmen einzuleiten.

Welche Behandlungsformen gibt es?

Insbesondere die kognitive Verhaltenstherapie, verschiedene psychodynamische Therapieformen, Entspannungstechniken, Biofeedback-Therapien und die Bauchhypnose reduzieren die Symptome eines Reizdarmsyndroms. Um derartige Therapien erfolgreich einzusetzen, ist es notwendig, einen Therapeuten zu finden, der sich auf die Behandlung von Symptomen des Magen-Darm-Trakts spezialisiert hat.

Wann ist eine Psychotherapie erforderlich?

Sofern bei Ihnen eine zusätzliche Angststörung oder eine depressive Erkrankung vorliegt, wird Ihnen Ihr Arzt entsprechende Medikamente verschreiben oder eine Psychotherapie empfehlen.

Mit wenigen Fragen kann Ihr Arzt üblicherweise erkennen, ob bei Ihnen eine Angststörung oder eine depressive Symptomatik besteht und Sie, sofern dies der Fall ist, zu einer gezielten psychiatrischen, psychosomatischen oder psychologischen Therapie senden. Zumeist liegt aber dem Reizdarmsyndrom keine solche Erkrankung zugrunde. Bei Unklarheiten oder dem Verdacht ist es aber ratsam, entsprechende Experten zu Rate zu ziehen. Oftmals werden auch Patienten ohne psychiatrische Begleiterkrankungen nach mehreren erfolglosen medikamentösen Therapieversuchen psychotherapeutisch behandelt. Falls eine solche psychotherapeutische Behandlung erfolgreich ist, sollte sie selbstverständlich fortgesetzt werden.

Eine psychosomatische Behandlung oder eine Psychotherapie können also zur Behandlung der Symptome eines Reizdarmsyndroms hilfreich sein. Einige Methoden sind in diesem Zusammenhang sehr gut etabliert, wie zum Beispiel die Hypnose oder die kognitive Verhaltenstherapie.

Wann ist eine kognitive Verhaltenstherapie hilfreich?

Das Reizdarmsyndrom ist gelegentlich mit einer ängstlichen Persönlichkeit, spezifischen Ängsten oder Sorgen verbunden. Sofern Ihr behandelnder Arzt derartige Sorgen und Probleme bei Ihnen feststellt, wird er Ihnen möglicherweise eine Verhaltenstherapie empfehlen. Die Verhaltenstherapie ist dann geeignet, derartige Ängste, Sorgen und Empfindungen anzugehen und idealerweise zu beseitigen. Solche Ängste und Sorgen treten insbesondere bei vermehrtem Stress zutage. Durch verschiedene stressreduzierende Strategien und Selbsterfahrungsübungen können diese Ängste und Sorgen im Rahmen einer kognitiven Verhaltenstherapie sehr gut behandelt werden.

Was ist eine Darmhypnose?

Die Methode der Darmhypnose wurde in Manchester, Großbritannien, entwickelt und ist inzwischen als sehr wirksame Technik gerade bei Patienten mit einem Reizdarmsyndrom anerkannt. Ziel der Darmhypnose ist es, nicht nur die Beschwerden des Reizdarmsyndroms zu behandeln, sondern zeitgleich auch andere Symptome psychischer oder körperlicher Art. Da es zur Darmhypnose sehr gute klinische Studien gibt, die die Wirksamkeit belegen, wird sie in den meisten medizinischen Behandlungsleitlinien empfohlen. Bei der Hypnose wird mithilfe einer tiefen Entspannung eine Veränderung der Aufmerksamkeit und der Konzentration erreicht. Diese tiefe Entspannung wird durch verschiedene hypnotische Behandlungsformen erreicht.

Der Unterschied zwischen Hypnose und Darmhypnose liegt darin, dass bei der Darmhypnose die Konzentration und Aufmerksamkeit nur auf den Bauch bezogen wird. Diese Fokussierung ermöglicht es, sich auf den Darm und die hier entstehenden Symptome zu konzentrieren.

Die Darmhypnose wird mit Audioaufnahmen (CD, mp3) täglich selbst angewendet und ist daher ausgesprochen einfach umzusetzen. Manche möchten einen eigenen Darmhypnose-Therapeuten. Dies ist möglich, aber etwas umständlich, da alleine schon das Buchen von Terminen und die Anfahrt mit unnötigem Stress verbunden ist. Der neuen deutschen Behandlungsleitlinie folgend, ist die Darmhypnose als Basistherapie anzusehen, die jeder anwenden sollte. Vielversprechend ist, dass die klinischen Studien belegen, dass eine konsequent angewendete Darmhypnose Reizdarmbeschwerden langfristig unter Kontrolle bringt, also eine echte Heilung ermöglicht. Das ist mit Medikamenten nicht der Fall, das sollte jeder Betroffene vor Augen haben.

Welche Rolle spielt Stress?

Unter dem Begriff Stress versteht man unterschiedliche Reize, die auf unseren Körper einwirken und körperliche oder psychische Reaktionen auslösen. Dabei werden Stressoren unterschieden, die uns positiv beeinflussen, diese werden Eustress genannt, und solche, die uns negativ beeinflussen, diese werden Disstress genannt.

Wenn wir von Stress sprechen, meinen wir zumeist die Stressoren, die uns negativ beeinflussen. Typische Stressoren, die uns negativ beeinflussen, können psychischer Natur sein, wie zum Beispiel ein unsicherer Arbeitsplatz und Probleme in der Familie, oder körperlicher Natur, wie zum Beispiel eine Verletzung, ein Unfall oder eine vor Kurzen durchgeführte Operation am eigenen Leib. Für derartige Stressoren ist bekannt, dass sie in unserem Körper Reaktionen hervorrufen. Zum Beispiel steigern solche Stressoren die Darmbeweglichkeit oder auch die Schmerzwahrnehmung im Darm. Stressoren beeinflussen

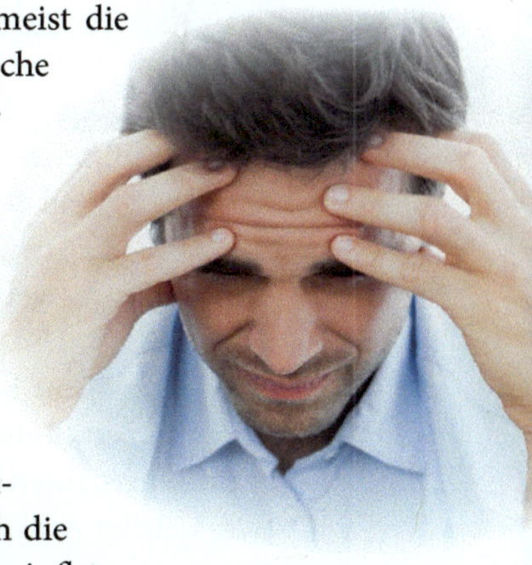

die Darmfunktion bei Gesunden und bei Patienten mit einem Reizdarmsyndrom. Während Gesunde diese Änderungen nur kaum oder gar nicht wahrnehmen, führt Stress bei Patienten mit einem Reizdarmsyndrom zu einer spürbaren Verstärkung ihrer Symptome.

Die negativen Stressoren wollen wir daher idealerweise erkennen und dann in unserem Leben vermeiden. Stress verursacht, dass Reaktionen oder Symptome an unserer empfindlichsten Stelle auftreten. Diese empfindlichste Stelle ist bei jedem anders. Bei Patienten mit einem Reizdarmsyndrom ist die empfindlichste Stelle häufig der Bauch, sodass Stress mehr Bauchschmerzen, Diarrhö oder Verstopfung auslösen kann. Es ist wichtig, dass wir diesen Zusammenhang erkennen, denn einmal erkannt, werden auch die positiven Effekte von Stressabbau deutlich wahrnehmbar. Dieser Stressabbau gelingt häufig, wenn zunächst festgestellt wird, welche Situationen Stress verursachen, und dann ein Versuch unternommen wird, diese stressreichen Situationen zu vermeiden.

! Stress beeinflusst die Schmerzwahrnehmung und die Motilität des Darmes. Dadurch beeinflusst Stress direkt die Entstehung und Wahrnehmung der Reizdarmsymptome.

Einfache Maßnahmen zur Stress- und Angstbewältigung

Einfache Maßnahmen zur Stress- und Angstbewältigung sind nicht nur dann hilfreich, wenn es einen Zusammenhang zwischen Stress und Ängsten und dem Reizdarmsyndrom gibt. Die Maßnahmen helfen auch, das allgemeine Wohlbefinden zu verbessern und sie sollten versuchen, stressverursachende Situationen in Ihrem Leben generell zu vermeiden. Um für sich persönlich zu identifizieren, wo Stress Ihren Tagesablauf beeinträchtigt, ist es hilfreich, über einen kurzen Zeitraum, zum Beispiel 4 Wochen, ein Tagebuch zu führen und darin detailliert Ihren Tagesablauf aufzuzeichnen. Situationen, die mit Stress welcher Art auch immer verbunden sind, sei es zeitlicher Stress, körperlicher Stress oder psychischer Stress, können Sie anhand solcher Aufzeichnungen identifizieren. In einem zweiten Schritt können Sie dann überlegen, welche Maßnahmen geeignet sind, dem Stress in diesen kritischen Situationen entgegenzuwirken. Aufbauend auf diese Stresshygiene in Ihrem Tagesablauf empfiehlt es sich, entspannende und ruhende Momente in den Tagesablauf zu integrieren und diese zu verteidigen.

Einfache Möglichkeiten solche Ruhezeiten zu planen, sind zum Beispiel den Wecker rechtzeitig zu stellen, sodass Sie sich für ein ruhiges, stressfreies Frühstück im Sitzen 15 Minuten Zeit gönnen können, denn was soll aus einem Tag werden, den Sie abgehetzt nach einem 30-Sekunden-Kaffee im Stehen beginnen. Auch für die Mittagspause sollten Sie sich ausreichend Zeit nehmen, das mobile Telefon mit all seinen spannenden Funktionen beiseite legen und zur Ruhe kommen. Dafür ist eine Pause gedacht. Am Abend kann meist problemlos ein 15-minütiger Spaziergang in den Terminkalender eingefügt werden. All diese kleinen Maßnahmen erlauben es Ihrem Körper, wieder zur Ruhe kommen zu können und von der hohen Geschwindigkeit eines westeuropäischen Tagesablaufs herunterzukommen.

Sie erkennen: Mit einfachen, wenn nicht sogar einfachsten Maßnahmen können Sie Ihren Körper entschleunigen und ihm damit Zeit geben zu regenerieren, um den komplexen Situationen unseres Alltags gerecht zu werden. Ihr Körper und Ihre Gesundheit, das ist Ihr Kapital; ihn zu schützen und zu pflegen, das ist Ihre Aufgabe.

Tipps zur Stressvermeidung

- Planen Sie regelmäßige Pausen zum Abschalten ein.
- Gönnen Sie sich jeden Tag etwas Zeit nur für sich selbst und zur Pflege Ihrer Hobbies.
- Vermeiden Sie Situationen, die bei Ihnen Stress verursachen.
- Integrieren Sie Entspannung in Ihren Tag (Entspannungstraining, Spaziergang, Musikhören auf dem Sofa).
- Pflegen Sie soziale Kontakte (Familie, Freunde).
- Achten Sie auf ausreichend Schlaf.

Wie hilft schlafen meinen Symptomen?

Ein Körper, der nicht ruht, kann sich nicht erholen. Die Schlafphase ist insbesondere für die Regeneration unseres Körpers und für unseren Gesundheitszustand außerordentlich wichtig. Wenn Sie auf ausreichenden und regelmäßigen Schlaf achten, dann beeinflussen Sie Ihre Reizdarmsymptome direkt; aber auch indirekt, indem Sie das allgemeine Wohlbefinden und die Gesundheit Ihres Körpers stärken. Versuchen Sie, rechtzeitig schlafen zu gehen, und achten Sie darauf, dass für den Schlaf ausreichend Zeit zur Verfügung steht. Außerordentlich entspannend ist auch ein kurzer Mittagsschlaf, sofern er sich unter der Woche oder am Wochenende ermöglichen lässt.

Was ist autogenes Training?

Unter autogenem Training versteht man eine Entspannungstechnik, die der Hypnose nahesteht und die sich aus der Hypnose entwickelt hat. Der wesentliche Unterschied ist, dass beim autogenen Training die Entspannung von innen heraus entsteht und nicht von außen, durch einen Therapeuten erzielt wird.

Dabei wird die Entspannung durch Autosuggestion erreicht. Diese Autosuggestion ist eine Therapieform, die durch Üben erlernt werden kann. Initial wird die Entspannung durch Vorsprechen und Hören verschiedener Anweisungen erreicht. Nach der Lernphase ist ein Trainer oder ein Tonträger, der die Anweisungen vorspricht, nicht mehr zwingend erforderlich. Idealerweise führt man das autogene Training regelmäßig an einem ruhigen Ort durch. Personen, die im autogenen Training sehr erfahren sind, können die Autosuggestion aber auch in jeder anderen Lebenslage durchführen.

Das autogene Training ist eine sehr geeignete Entspannungsmaßnahme, um die allgemeine Lebensführung zu optimieren; speziell um Symptome eines Reizdarmsyndroms zu behandeln, wurde sie aber noch nicht untersucht. Ähnlich wie bei der Bauchhypnose ist aber von einer guten Wirksamkeit auszugehen. Autogenes Training wird nicht nur bei speziellen Therapeuten angeboten, man kann es auch mithilfe von Tonträgern oder Büchern eigenständig erlernen oder sich einer privaten Trainingsgruppe für autogenes Training anschließen.

Was ist achtsamkeitsbasierte Stressreduktion?

Neben der Darmhypnose ist die achtsamkeitsbasierte Stressreduktion ein weiterer Stern am Himmel der Reizdarmtherapie. Ähnlich zur Darmhypnose wird bei der achtsamkeitsbasierten Stressreduktion durch Eigenbeobachtung, gezielte Lenkung der Aufmerksamkeit und durch Einübung von stabilisierender und nicht-bewertender Achtsamkeit eine exzellente Besserung der Beschwerden erreicht. Die achtsamkeitsbasierte Stressreduktion ist nicht nur beim Reizdarm, sondern auch bei vielen anderen chronischen Erkrankungen wirksam, wobei es für verschiedene Erkrankungen verschiedene, meist CD/Audiotape basierte Programme wie die Achtsamkeit beim Reizdarm (Mindful Darm) gibt. Die aktualisierte Behandlungsleitlinie sieht diese stressreduzierenden Achtsamkeitsverfahren als Basistherapie, die jeder Reizdarmpatient zur Stressreduktion durchführen sollte.

Gibt es noch andere Entspannungstechniken?

Neben dem autogenen Training können auch andere Entspannungstechniken zur allgemeinen Stressreduktion oder zur Behandlung von Reizdarmsymptomen eingesetzt werden. Zumeist werden diese Entspannungstechniken von ausgebildeten Therapeuten im Rahmen von Einzel- oder Gruppenübungen angeboten. Solche Entspannungstechniken sind zum Beispiel unterschiedliche Atemtechniken oder die Methode der progressiven Muskelentspannung. Bei den Atemtechniken wird eine Entspannung durch das gezielte Üben von tiefen Ein- und Ausatemtechniken erlernt. Wichtig ist dabei, dass die Atmung langsam und rhythmisch erfolgt. Bei der progressiven Muskelentspannung wird die Entspannung durch rhythmisches Anspannen und Entspannen verschiedener Muskeln erreicht. Häufig werden die Entspannungstechniken auch kombiniert. Vorteilhaft bei den Entspannungstechniken ist, dass man sie im Laufe der Zeit selber erlernen kann und damit selbstständig durchführen und in den Tagesablauf integrieren kann, je nachdem, wann man sie benötigt.

Ist ein Darmfloratransfer hilfreich?

Ein Darmfloratransfer wird bei speziellen Darminfektionen erfolgreich eingesetzt, insbesondere bei einer Infektion mit Clostridium difficile, die auf die üblichen Therapien nicht anspricht. Dabei wird die Darmflora von einem Spender auf den Empfänger übertragen. Zumeist geschieht dies im Rahmen einer Darmspiegelung, theoretisch ist aber auch ein Einlauf ausreichend. Wenn eine Infektion mit Clostridium difficile vorliegt, werden Heilungsraten von bis zu 70 % genannt, wenn ein Darmfloratransfer durchgeführt wird.

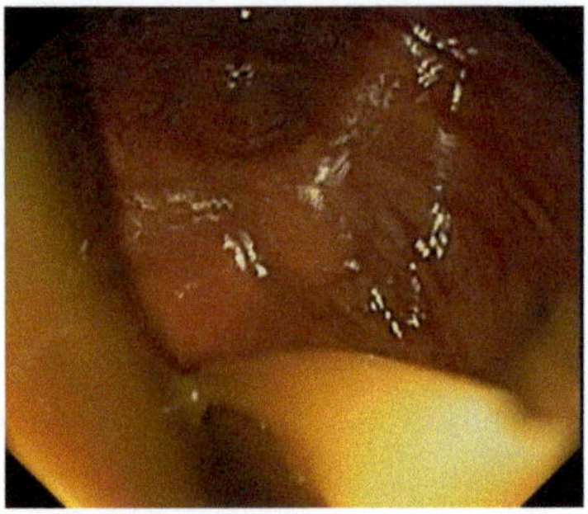

Auf diesem Bild erkennt man, wie eine Suspension mit Spender-Darmflora in den Dickdarm eingebracht wird.

In letzter Zeit wird der Darmfloratransfer zunehmend auch im Zusammenhang mit dem Reizdarmsyndrom diskutiert. Kontrollierte klinische Studien dazu sind aber bisher nicht durchgeführt worden, sodass unklar ist, ob diese Methode bei Patienten mit einem Reizdarmsyndrom tatsächlich die Beschwerden lindert. Auch ist unklar, ob diese Methode, falls Sie zu einer Linderung der Symptome führen sollte, für alle Symptome – also Durchfall, Verstopfung, Schmerzen und Blähungen – oder nur für einzelne Symptome geeignet ist. Hier sollten Ergebnisse aus klinischen Prüfungen abgewartet werden.

Man weiß aus medizinischen Fallberichten, dass ein Darmfloratransfer zur Behandlung von Reizdarmsymptomen geeignet sein könnte. Diese Einzelfall- bzw. Kleingruppenberichte stammen im Wesentlichen aus Australien. Hier wird bei Patienten mit einem Reizdarmsyndrom vom Verstopfungstyp oder vom Durchfalltyp von positiven Effekten berichtet. Die Gründe, weshalb ein Darmfloratransfer bei Patienten mit einem Reizdarmsyndrom wirksam sein könnte, sind nicht bekannt.

Reizdarmsyndrom
Ernährung

Kann meine Ernährung das Reizdarmsyndrom auslösen?

Viele Patienten vermuten, dass ihre Ernährung einen Einfluss auf die Auslösung oder die Verstärkung ihrer Beschwerden hat. Diese Vermutung kann durch Verschiedenes zustande kommen. Zum einen können den Symptomen tatsächlich Nahrungsmittelunverträglichkeiten oder sogar -allergien zugrunde liegen. Im gemeinsamen Gespräch mit Ihrem Arzt wird dann anhand Ihrer Symptome und anhand der Zeitpunkte, zu denen die Symptome im Zusammenhang mit gewissen Nahrungsmitteln auftreten, ermittelt, ob tatsächlich ein Verdacht auf eine Nahrungsmittelunverträglichkeit oder -allergie besteht. Wenn dies der Fall ist, dann wird Sie Ihr Arzt zu den entsprechenden weiteren Untersuchungen senden – zur Allergietestung oder zu geeigneten Funktionstests auf Nahrungsmittelunverträglichkeiten – um eine entsprechende Diagnose zu stellen. Dies ist aber meistens nicht der Fall.

Nahrungsmittelunverträglichkeiten werden in einem anderen Teil dieses Ratgebers beschrieben und es handelt sich dabei im Wesentlichen um Intoleranzen, die durch Enzymdefekte oder einen Enzymmangel entstehen. Abzugrenzen davon sind echte Nahrungsmittelallergien, die durch eine Aktivierung von Abwehrzellen entstehen.

Beim Reizdarmsyndrom gibt es im Zusammenhang mit der häufig von Patienten geschilderten Vermutung, dass bestimmte Nahrungsmittel ihre Symptome auslösen, unterschiedliche Auffassungen und es ist aktuell unklar, ob die Ernährung die Symptome auslösen kann oder nicht, die für das Reizdarmsyndrom typisch sind.

Der therapeutische Nutzen, der durch eine FODMAP-Diät (siehe ab Seite 147) erzielt werden kann, legt nahe, dass es einen Zusammenhang zwischen der Ernährung und einem Reizdarmsyndrom geben könnte. Da der Einfluss der Ernährung beim Reizdarmsyndrom aber nach wie vor völlig unklar ist, gibt es auch keine einheitlichen Ernährungsempfehlungen und es ist auch keine allseits akzeptierte Reizdarmdiät bekannt.

In klinischen Studien mit Patienten, die an einem Reizdarmsyndrom leiden, wurden viele verschiedene Diäten untersucht. Abgesehen von der FODMAP-Diät haben alle diese Untersuchungen keine Vorteile für die Patienten ergeben. Dies bedeutet aber nicht, dass Ernährungsempfehlungen für Patienten mit einem Reizdarmsyndrom sinnlos sind, dies bedeutet vielmehr, dass es keine Ernährungsempfehlungen gibt, die pauschal für alle Patienten gelten. Vielmehr ist es notwendig, jeden Patienten individuell zu untersuchen und zu beraten. Es ist auch nicht klar, ob für die verschiedenen Formen des Reizdarmsyndroms unterschiedliche Ernährungsempfehlungen gegeben werden können.

Was ist der gastrokolische Reflex?

Es ist durchaus denkbar, dass es keinen Zusammenhang zwischen Reizdarmsymptomen und der Ernährung gibt, da die geschilderten Symptome möglicherweise mit den ganz normalen Körperfunktionen verwechselt werden können. Üblicherweise regt eine Mahlzeit die Aktivität des Darms an und löst einen Stuhlgang nach der Mahlzeit aus. Der wissenschaftliche Begriff hierfür ist gastrokolischer Reflex, was nichts anderes bedeutet als Folgendes: Wenn etwas in den Magen hineingegeben wird, wird unsere Darmfunktion angeregt und unten wird etwas herauskommen. Dieser Reflex ist aber unabhängig von den Nahrungsmitteln, die in den Magen aufgenommen werden, und er wird im Wesentlichen von der Menge und der Temperatur der aufgenommenen Nahrung beeinflusst. Dies wiederum bedeutet, dass der Stuhldrang, der zumeist kurz nach dem Essen einsetzt, mit der Zusammensetzung der Mahlzeit im Prinzip nichts zu tun hat. Gerade bei der ersten Mahlzeit des Tages ist dieser Reflex sehr ausgeprägt. Dies wird von vielen Betroffenen häufig als Nahrungsmittelunverträglichkeit fehlinterpretiert und auf bestimmte Nahrungsmittel bezogen. Dieser Reflex hat aber nichts mit einer Nahrungsmittelunverträglichkeit zu tun. Sie erkennen, hier ist viel Spielraum für Fehlinterpretationen, insbesondere wenn einem die normalen Zusammenhänge der Körperfunktionen nicht vollständig bewusst sind.

Diesen gastrokolischen Reflex kann man auch für sich selber nutzen. Bei bestehenden milden Stuhlentleerungsstörungen kann man seinen Verdauungstrakt darauf trainieren, dass nach bestimmten Magenfüllungen ein Stuhlgang auftritt. Probieren Sie es mal aus: Zwei große Tassen eines lauwarmen Getränks zum Frühstück – hier bietet sich zum Beispiel Milchkaffee an – wird dazu führen, dass sie ca. 30 Minuten später Stuhldrang verspüren. Sofern Sie zu selten Stuhlgang haben oder das Gefühl haben, dass sich Ihr Darm nicht ausreichend leert, versuchen Sie doch über mehrere Tage den gastrokolischen Reflex auszulösen. Damit können Sie in einem gewissen Rahmen Ihre Darmfunktion auf einen regelmäßigen morgendlichen Stuhlgang trainieren. Bitte beachten Sie, dass dieser Reflex natürlich nicht unendlich steigerbar ist. Es ist also nicht sinnvoll, das Frühstück und die begleitenden Warmgetränke in Völlerei ausarten zu lassen.

Ich bin mir sicher, dass bei mir die Ernährung Symptome auslöst …

Viele Patienten sind dennoch überzeugt, dass ihre Symptome durch die Ernährung ausgelöst werden, und äußern den dringenden Wunsch, eine spezielle Ernährungsberatung oder sogar Ernährungstherapie zu erhalten. In der Wissenschaft gibt es hierzu wenig Anhaltspunkte, sodass in jedem Einzelfall geprüft werden sollte, ob ein solcher Zusammenhang mit der Ernährung vorliegt.

Hierzu bietet sich ein spezielles Ernährungs-Symptom-Tagebuch an. Solche Tagebücher gibt es entweder als Vordruck (s. nächste Seite), sie können aber auch ganz einfach selbst entworfen werden. Wichtig ist, dass über einen begrenzten Zeitraum – es bietet sich ein Zeitraum von vier Wochen an – die aufgenommene Nahrung, deren Menge und die Zeitpunkte des Essens genau aufgeschrieben werden und parallel dazu die Zeitpunkte notiert werden, zu denen Symptome auftreten. Wichtig ist, dass dieses Ernährungs-Symptom-Tagebuch nicht unnötig lange geführt wird, ein Zeitraum von vier Wochen ist wirklich völlig ausreichend. Hilfreich ist es sicher auch, in diesem Zeitraum an einigen Tagen, aber nicht an allen, die Nahrungsmittel zu sich zu nehmen, bei denen das Auftreten von Symptomen vermutet wird. Die Betrachtung dieses Tagebuchs wird Ihnen und Ihrem Arzt ermöglichen, den Verdacht, dass bestimmte Nahrungsmittel Ihre Symptome

Ernährungs-Symptom-Tagebuch

Datum:

Uhrzeit (Bitte für jedes Ereignis dokumentieren)	**Aufgenommene Nahrung und Getränke** (bitte auch Menge, Zubereitung und evtl. Gewürze detailliert dokumentieren)	**Beschwerden** (bitte genau dokumentieren, welche, wie lange und wie stark von 0–10 (0 = keine, 10 = sehr stark)	**Sonstige Bemerkungen** (z. B. Medikamente, Vitaminpräparate, Stress …)

Muster eines Ernährungs-Symptom-Tagebuchs.

verursachen, zu erhärten oder zu verwerfen. So lassen sich anhand solcher Aufzeichnungen auch konkrete Verdachtsmomente verfestigten, die gezieltere Untersuchungen oder eine fundierte Ernährungsberatung ermöglichen.

! Die Ernährung verursacht kein Reizdarmsyndrom. Dennoch können Nahrungsbestandteile die Symptome verstärken.

Wie führe ich ein Tagebuch, das weiterhilft?

Schon mehrfach wurde in diesem Ratgeber erwähnt, ein Tagebuch zu führen. Ein solches Tagebuch ist immer dann sinnvoll, wenn vermutet wird, dass es einen auslösenden Faktor für die Reizdarmsymptome gibt, der Zusammenhang aber nicht ganz klar ist. Diese auslösenden Faktoren können aus den Bereichen Ernährung oder Lebensstil kommen. Daher ist es wichtig, dass die Aufzeichnungen in dem Tagebuch lückenlos und vollständig sind.

Mindestens vier Spalten sind erforderlich. Spalte eins für Datum und Uhrzeit, Spalte zwei für die Ernährung, Spalte drei für Symptome und Spalte vier für sonstige Bemerkungen, hier kann man zum Beispiel stressreiche oder belastende Situationen erwähnen. Es hat keinen Sinn, dieses Tagebuch lediglich oberflächlich oder am Abend aus dem Gedächtnis heraus zu führen. Dann werden insbesondere viele Zwischenmahlzeiten, wie der Müsliriegel zwischendurch oder die Chips vor dem Fernseher, vergessen. Wenn Sie sich entscheiden, ein solches Tagebuch zu führen, dann sollten Sie es den ganzen Tag bei sich tragen und auch tatsächlich jedes Ereignis notieren.

Gibt es eine spezielle Reizdarmdiät?

Der neuen Behandlungsleitlinie folgend, ist die FODMAP-reduzierte Diät die Reizdarm-Standardernährung. In der Literatur finden sich auch andere Diätformen, die bei Patienten mit Symptomen eines Reizdarmsyndroms ausprobiert werden können. Diese sollten aber nur bei speziellem Verdacht, oder wenn die FODMAP Diät nicht funktioniert hat, ausprobiert werden. Darunter fallen unterschiedliche Eliminationsdiäten, also Diäten, bei denen einzelne oder mehrere Nahrungsbestandteile weggelassen werden. Derartige Eliminationsdiäten können z. B. laktosearm, glutenarm oder fruktosearm sein. Hervorzuheben ist, dass die FODMAP-Eliminationsdiät bei Patienten mit einem Reizdarmsyndrom weltweit als Standarddiät angesehen wird.

Sofern man sich für eine spezielle Diät entscheidet, ist es hilfreich, dies mit dem behandelnden Arzt zu besprechen, um eine unnötige Diät, eine unsinnige Diät oder sogar eine Fehl- und Mangelernährung zu vermeiden.

Wie soll ich mich ernähren?

Sofern bei Ihnen keine Nahrungsmittelunverträglichkeit oder Nahrungsmittelallergie vorliegt, sollten Sie sich idealerweise normal ernähren. Eine normale Ernährung erfolgt regelmäßig, sie ist schmackhaft und aus gesunden Nahrungsmitteln zusammengesetzt.

Hinweise zur gesunden Ernährung

- Nehmen Sie sich ausreichend Zeit für das Essen, denn hektisches Essen und schlecht gekaute Nahrung sind schlecht für die Verdauung.
- Achten Sie auf eine ausgewogene Ernährung.
- Achten Sie auf eine ausreichende Flüssigkeitszufuhr.
- Nehmen Sie Ihre Mahlzeiten regelmäßig und in Ruhe ein.

Welche Diäten gibt es?

Für Patienten mit einem Reizdarmsyndrom gelten in erster Linie keine anderen Ernährungsempfehlungen als für die Normalbevölkerung. Wenn spezielle Nahrungsmittelunverträglichkeiten auftreten, dann werden zeitlich begrenzte Eliminationsdiäten empfohlen. Die FODMAP-Diät basiert auf der Vermutung, dass Patienten mit einem Reizdarmsyndrom gewisse Nahrungsmittel schlechter vertragen. Die Begriffe Nahrungsmittelunverträglichkeit und FODMAP-Diät werden im Folgenden genauer erklärt.

Einige Ärzte empfehlen bei Patienten mit einem Reizdarmsyndrom einen Versuch mit einer laktosefreien Diät, auch wenn keine Laktoseintoleranz diagnostiziert wurde. Hinter dieser Empfehlung steht die Vermutung, dass unsere moderne Ernährung zu viel Laktose enthält und unser Darm mit diesen großen Mengen an Laktose nicht gut umgehen kann. Es gibt keine Diätstudien, die ein solches Vorgehen unterstützen. Deshalb kann ein Behandlungsversuch mit einer laktosefreien oder laktosearmen Diät gerne vier Wochen überprüft werden, sollte aber nur bei einer deutlichen Besserung der Reizdarmsymptome fortgesetzt werden.

Was ist eine Nahrungsmittelunverträglichkeit?

Nahrungsmittelunverträglichkeiten haben mit einem Reizdarmsyndrom nichts zu tun. Sofern eine Nahrungsmittelunverträglichkeit aber nur gering ausgeprägt ist, können die Symptome leicht fehlinterpretiert werden. Bei ausgeprägten Nahrungsmittelunverträglichkeiten ist der Zusammenhang zwischen Nahrungsmittel und Symptom meist deutlich erkennbar und wird auch von den Betroffenen so erkannt. Manchmal macht erst ein Ernährungs-Symptom-Tagebuch auf eine solche Nahrungsmittelunverträglichkeit aufmerksam. Beim Ernährungs-Symptom-Tagebuch unbedingt darauf achten, dass Sie ein Buch mit Belastungstabellen wählen, mit dem Sie selbst die häufigsten Intoleranzen herausbekommen können.

Die meisten Nahrungsmittelunverträglichkeiten treten im Bereich der Kohlenhydratverdauung auf. Häufig fehlen unserem Körper die dazu notwendigen Enzyme oder diese Enzyme funktionieren nur eingeschränkt oder gar nicht. Beispiele für solche Nahrungsmittelunverträglichkeiten sind zum Beispiel die Laktoseunverträglichkeit, die Fruktoseunverträglichkeit oder die Sorbitunverträglichkeit. Andere Unverträglichkeiten wie die Histaminintoleranz, die Salizylatintoleranz oder die Glutensensitivität sind etwas seltener. Im Prinzip kann man das Vorliegen einer solchen Nahrungsmittelunverträglichkeit selbst herausbekommen, indem man das entsprechende Nahrungsmittel – zum Beispiel die Laktose – in der eigenen Ernährung reduziert. Unter solch einer „Diät“ sollten sich die Symptome deutlich bessern oder ganz abklingen. Nach zwei Wochen kann das betreffende, „angeschuldigte" Nahrungsmittel wieder in die Ernährung eingeführt werden, zum Beispiel durch das Trinken von zwei Gläsern Milch. Treten nun die Symptome wieder auf, besteht der Verdacht auf eine Nahrungsmittelunverträglichkeit. Dieser einfache Test erhärtet einen Verdacht, reicht aber nicht aus, eine Nahrungsmittelunverträglichkeit sicher zu diagnostizieren. Dies sollte durch spezielle Tests geschehen, da bei einer bestätigten Nahrungsmittelunverträglichkeit strenge Diätregeln eingehalten werden müssen. Es ist aber nicht sinnvoll, strenge Diätregeln ohne medizinische Notwendigkeit einzuhalten. Es gibt verschiedene Untersuchungsmöglichkeiten, mit denen Nahrungsmittelunverträglichkeiten sicher diagnostiziert werden, diese finden Sie weiter vorn in diesem Ratgeber.

Sofern eine Nahrungsmittelunverträglichkeit durch entsprechende Tests sicher nachgewiesen wurde, ist eine Ernährungsberatung dringend erforderlich. Unsere Ernährung ist zumeist zu komplex, als dass wir selbst alle Inhaltsstoffe wahrnehmen. Eine gezielte Diätberatung, idealerweise mit Einkaufshilfe und Kochberatung, wird Sie schulen und Ihnen helfen, die Symptome in den Griff zu bekommen. Am besten hilft die Diätberatung bei Nahrungsmittelunverträglichkeiten, die mit Durchfall einhergehen; Blähungen und Bauchschmerzen bessern sich nach Ernährungsumstellung hingegen nicht so gut.

Was versteht man unter einer FODMAP-Diät?

Da zahlreiche Patienten vermuten, dass Nahrungsmittel ihre Symptome auslösen oder ungünstig beeinflussen, ist das, was Patienten mit einem Reizdarmsyndrom essen, in den letzten 15 Jahren vermehrt unter die Lupe genommen worden. Nach wie vor gibt es keine spezielle Reizdarmdiät. Eine Expertengruppe hat aber herausgefunden, dass eine Gruppe schlechtverdaulicher Bestandteile, im Wesentlichen verschiedene Kohlenhydrate und alkoholähnliche Substanzen, die in vielen Nahrungsmitteln vorkommen, für die Symptome des Reizdarmsyndroms verantwortlich sein könnten. Diese Hypothese wurde in mehreren kleinen und zuletzt auch großen klinischen Studien überprüft.

In einem ersten Schritt wurden die schlecht verdaubaren Nahrungsbestandteile, die in unserer Ernährung häufig vorkommen, identifiziert. Darunter finden sich hauptsächlich einfache und komplexe Kohlenhydrate sowie verschiedene alkoholähnliche Substanzen, die Polyole genannt werden. Aus den englischen Begriffen für diese Nahrungsbestandteile wurde der Name FODMAP (fermentable oligo-, di- and monosaccharides and polyols) entwickelt.

FODMAP

- aus dem Englischen: fermentable oligo-, di- and monosaccharides and polyols
- übersetzt ins Deutsche: fermentierbare Oligo-, Di- und Monosaccharide sowie Polyole

Es handelt sich somit um eine Gruppe von Kohlenhydraten und mehrwertigen Alkoholen, welche in vielen Nahrungsmitteln vorkommen.

Alle diese Nahrungsbestandteile werden im Dünndarm schlecht verdaut und aufgenommen, sodass sie rasch in den Dickdarm weiter transportiert werden. Dort werden sie insbesondere von Bakterien zersetzt, dies kommt einer Vergärung gleich. Durch die bakterielle Vergärung entstehen unterschiedliche Abbauprodukte. Die genaue Bedeutung dieser Abbauprodukte bei der Entstehung von Symptomen ist noch ungeklärt. So finden sich darunter verschiedene Gase und man geht davon aus, dass diese Gase an der Entstehung von Symptomen beteiligt sind, da sie zum Beispiel Blähungen verursachen sowie zu den üblen Gerüchen der Darmgase führen. Zusätzlich führen die nicht resorbierten FODMAPs zu einer vermehrten Füllung des Dickdarmes und dies wird noch gesteigert, indem die FODMAPs zu einem Wassereinstrom in das Darminnere führen. Auch dadurch verursachen FODMAPs vermutlich Symptome.

Basierend darauf wurden FODMAP-arme Diäten entwickelt. Diese führen bei zahlreichen Patienten mit einem Reizdarmsyndrom zu einer Besserung der Symptome. Von komplett FODMAP-freie Diäten wird weder berichtet noch werden solche empfohlen. Obwohl in der

FODMAP-Diät empfohlen wird, Laktose und Fruktose zu reduzieren, so hat diese Empfehlung doch nichts mit einer Laktose- oder Fruktoseunverträglichkeit zu tun. Laktose- oder Fruktoseunverträglichkeiten sind medizinisch klar definierte Erkrankungen und werden in diesem Ratgeber an anderer Stelle beschrieben.

Welche Nahrungsmittel enthalten FODMAPs?

Nahezu alle Nahrungsmittel enthalten FODMAPs. Daher ist es besser zu fragen, welche Nahrungsmittel enthalten viele und welche enthalten wenige. Weiterhin ist die Frage wichtig, auf welche FODMAPs geachtet werden sollte.

Die FODMAPs aus der Gruppe der Kohlenhydrate sind Fruktose (Fruchtzucker), Lactose (Milchzucker), Fruktane (pflanzliche Speicherkohlenhydrate) und Galaktane (pflanzliche Zellwandbestandteile). Die alkoholähnlichen Substanzen, die zu den FODMAPs gezählt werden, werden Polyole genannt. Diese Polyole sind chemisch gesehen Alkohole; diese sind aber nicht mit dem Alkohol, wie er bei uns als Genuss- oder Suchtmittel bekannt ist, zu verwechseln. Vielmehr kommen Polyole in unserer Ernährung häufig als Zuckeraustauschstoffe vor wie z. B. Xylit (Xylitol) (E967), Sorbit (Sorbitol) (E420), Mannit (Mannitol) (E421), Isomalt (E953), Lactit (Lactitol) (E966) und Maltit (Maltitol) (E965).

Fruktose kommt in fast allen Obst- und Gemüsearten vor. Die verschiedenen Obst- und Gemüsearten enthalten aber unterschiedliche Mengen an Fruktose, sodass bei einer FODMAP-armen Diät auf gewisse Sorten verzichtet werden sollte und andere Sorten bevorzugt werden sollten. Die Tabelle auf Seite 150 gibt einen Überblick über den Fruktosegehalt verschiedener Obst- und Gemüsearten. Vollständige Listen über den Fruktosegehalt von Lebensmitteln, sogenannte Austauschtabellen, finden Sie im Internet. Hilfreiche Internetseiten sind am Ende des Ratgebers genannt.

Laktose, den meisten besser als Milchzucker bekannt, kommt in Milch und allen Milchprodukten vor. Bei Milch ist darauf zu achten, dass die Milch von verschiedenen Tierarten einen unterschiedlichen Laktose-

Übersicht über den Fruktosegehalt (in g/100 mg) verschiedener Nahrungsmittel.

Frisches Obst		Getrocknetes Obst	
Apfel	bis 6 g	Apfel	bis 30 g
Banane	bis 3,5 g	Aprikose	bis 5 g
Birne	bis 7 g	Datteln	bis 30 g
Erdbeeren	bis 2,5 g	Feigen	bis 25 g
Feige	bis 6 g	Pflaumen	bis 15 g
Himbeeren	bis 2 g	Rosinen	bis 30 g
Kirschen (sauer)	bis 4,5 g	**Fruchtsäfte und Sonstiges**	
Kirschen (süß)	bis 7 g	Apfelsaft	bis 8 g
Kiwi	bis 5 g	Birnensaft	bis 9 g
Papaya	bis 4 g	Orangensaft	bis 6 g
Pflaume	bis 4 g	Apfelmus	bis 4,5 g
Wassermelone	bis 4 g	Honig	bis 40 g
Weintrauben	bis 8 g	Tomatenketchup	bis 15 g

gehalt aufweist. Zur Orientierung ist der Laktosegehalt von verschiedenen Milchprodukten in der Tabelle auf Seite 150 aufgelistet. Insbesondere kondensierte und getrocknete Milchprodukte haben einen hohen Laktosegehalt, Hartkäse hingegen hat niedrige Laktosegehalte.

Fruktane und Galaktane sind in unserer Ernährung nicht so häufig wie die oben genannte Fruktose und Laktose. Fruktane können von uns gar nicht verdaut werden, daher werden sie im Dickdarm bakteriell zersetzt und können zu einer starken Gasbildung und zu Blähungen führen. Fruktane kommen insbesondere in Getreideprodukten, Artischocken, Bananen, Zwiebeln, Knoblauch und anderem Gemüse vor und werden gelegentlich auch als Zuckeraustauschstoffe verwendet. Galaktane kommen in größeren Mengen zum Beispiel in Kartoffeln, Bohnen, Linsen und Knoblauch vor und werden in vielen Nahrungsmitteln als Geliermittel (z. B. E406) verwendet.

Die Polyole kommen in kleinen Mengen in Früchten und Gemüse vor. In unserer Ernährung stammt die größte Menge der Polyole aber aus Zuckeraustauschstoffen, wie sie oben erwähnt wurden. Zuckeraustauschstoffe sind Bestandteile von speziellen Diabetikerernährungen

Übersicht über den Laktosegehalt (in g/100 mg bzw. ml) verschiedener Nahrungsmittel.

Milch		Milchprodukte ohne Käse	
Kuhmilch	bis 5 g	Butter	bis 1 g
Muttermilch	bis 7 g	Buttermilch	bis 4 g
Pferdemilch	bis 6 g	Dickmilch	bis 4,5 g
Ziegenmilch	bis 4 g	Joghurt	bis 3 g
Käse		Kaffeesahne	bis 4 g
Camembert	bis 0,1 g	Kaffeeweißer	bis 55 g
Edamer	bis 0,1 g	Kondensmilch	bis 10 g
Emmentaler	bis 0,1 g	Milchpulver	bis 50 g
Frischkäse	bis 4,5 g	Molke	bis 5 g
Hüttenkäse	bis 2,5 g	Quark	bis 4 g
Mozzarella	bis 0,1 g	Sauerrahm	bis 3 g
Schafskäse	bis 0,1 g	Schlagsahne	bis 3,5 g
Schmelzkäse	bis 6 g	Schmand	bis 2 g

oder Diätprodukten und Diätgetränken mit erniedrigter Kalorienzahl. Es sollte aber nicht übersehen werden, dass solche Zuckeraustauschstoffe auch in großen Mengen in Süßigkeiten und insbesondere in zuckerfreien Kaugummis enthalten sind. Informationen über den Gehalt von derartigen Zuckeraustauschstoffen in den einzelnen Nahrungsmitteln finden Sie in den Nährwert- und Zutatentabellen, die sich heutzutage auf allen Produkten finden.

Kann mir eine FODMAP-Diät helfen?

Aus klinischen Studien an Patienten mit einem Reizdarmsyndrom oder ähnlichen Symptomen haben wir gelernt, dass FODMAP-arme Diäten die Symptome deutlich lindern können, daher ist die FODMAP-Diät auch die Reizdarm-Standarddiät. Dabei wird in allen Studien darauf geachtet, dass solche FODMAP-Diäten durch eine Ernährungsberatung oder Ernährungsschulung vermittelt werden. Bei einer strengen FODMAP-Diät in Eigeninitiative besteht manchmal die Gefahr, dass die Ernährung zu einseitig gestaltet wird und Man-

Nahrungsmittel, die viele FODMAPs enthalten und reduziert werden sollten

Früchte	Gemüse	Getreideprodukte	Milchprodukte	Andere Nahrungsmittel
Apfel, Aprikose, Avocado, Birne, Brombeeren, Kirschen, Litschi, Mango, Nashi Birne, Nektarine, Persimone, Pfirsich, Pflaume, Wassermelone Obstkonserven, Fruchtsäfte getrocknete Früchte	Artischocke, Blumenkohl, Bohnen, Erbsen, Frühlingszwiebel (weißer Teil), Knoblauch, Kohl, Lauch (weißer Teil), Linsen, Pilze, Rote Bete, Schalotte, Soja, Spargel, Zuckererbsen, Zuckermais, Zwiebel	Gerste, Roggen, Weizen Brot, Cerealien, Couscous, Gebäck, Nudeln	tierische Milchprodukte: Buttermilch, Frischkäse, Hüttenkäse, Joghurt, Kondensmilch, Mascarpone. Milcheis, Milchpulver, Sahne, Sauerrahm	Cashewkerne, Fruktosesirup, Honig, Ketchup, Pistazien, Vollmilchschokolade, Zuckeraustauschstoffe Bier (mehr als ein Glas). Rum, Wein, Schaumwein (halbtrocken, süß)
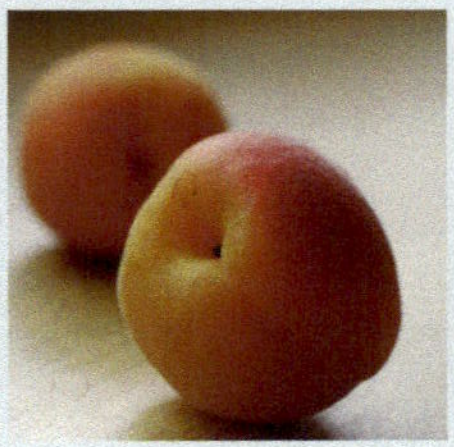	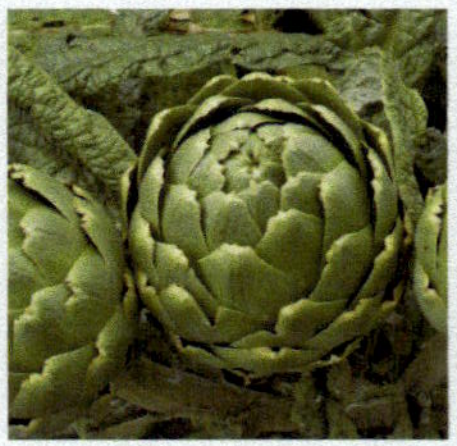	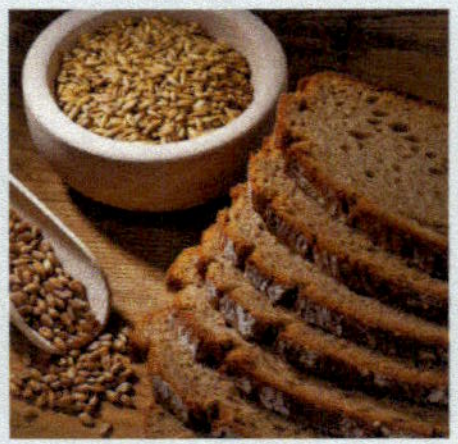	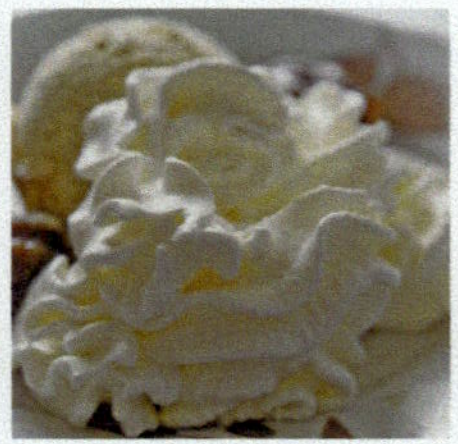	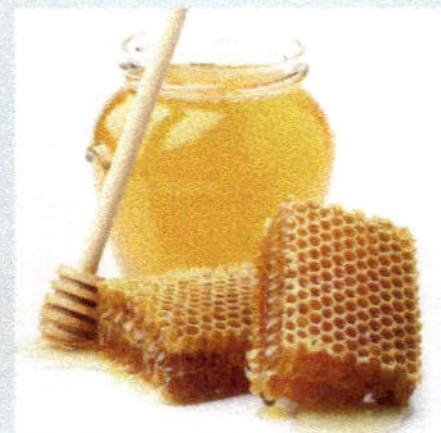

Nahrungsmittel, die wenig FODMAPs enthalten und sich für eine FODMAP-Diät eignen

Früchte	Gemüse	Getreideprodukte	Milchprodukte	Andere Nahrungsmittel
Ananas, Banane, Blaubeeren, Erdbeeren, Grapefruit, Himbeeren, Honigmelone, Kiwi, Mandarine, Maracuja, Netzmelone, Orange, Pomelo, Rhabarber, Weintrauben, Zitrone	Aubergine, Bohnen (grün), Brokkoli, Fenchel, Frühlingszwiebel (grüner Teil), Gurke, Ingwer, Karotte, Kartoffel, Kohlrabi, Kürbis, Paprika, Rettich, Rüben, Salat, Sellerie, Sojasprossen, Spinat, Tomate, Zucchini	Dinkel, glutenfreie Getreideprodukte, Hafer, Hirse, Mais, Polenta, Quinoa, Reis, Reisnudeln, Tapioka	Brie, Butter, Cheddarkäse, Fetakäse, Hartkäse, Kokosmilch, laktosefreie Milch, laktosefreie Milchprodukte, laktosefreier Hüttenkäse, Margarine, Mozzarella, Parmesan, Sojamilch, Sorbet	Ahornsirup, Aspartam, Eier, Erdnüsse (kleine Menge), Essig, Fisch, Fleisch, Huhn, Marmelade, Olivenöl, Rapsöl, Schokolade (dunkel), Stevia, Tofu, Wein (trocken), Zucker, Zuckersirup
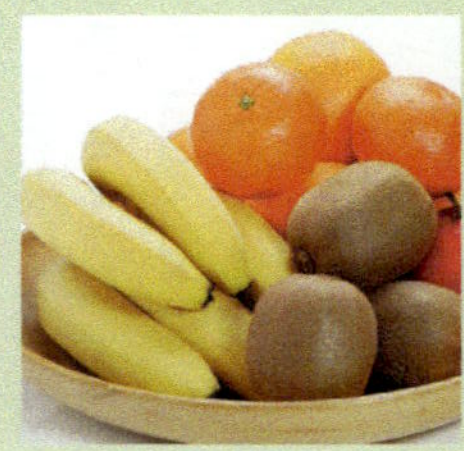	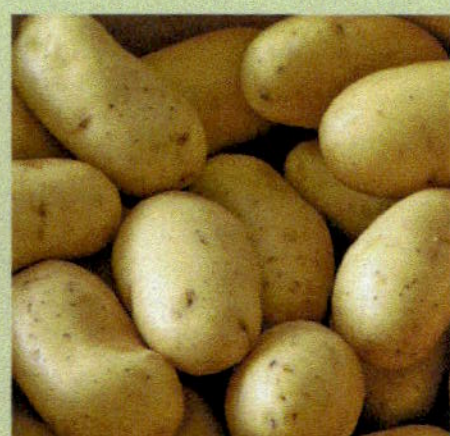	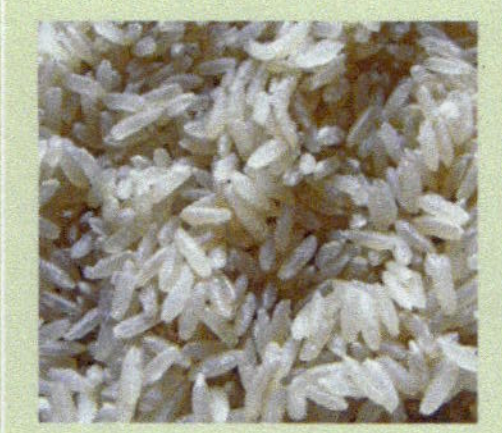	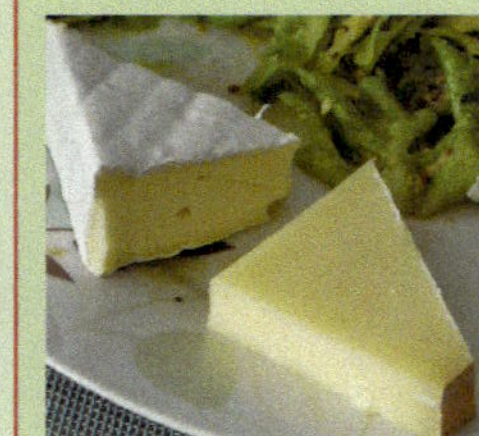	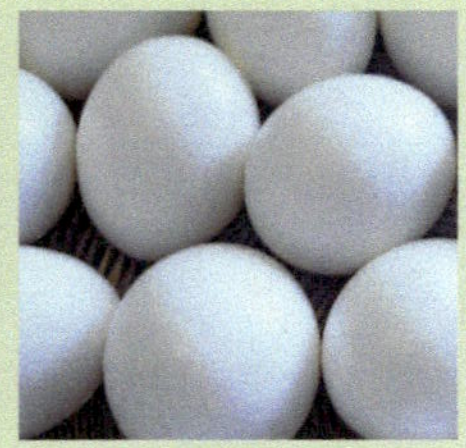

gelzustände entstehen können. Eine nicht ganz so strenge FODMAP-Diät, bei der lediglich Nahrungsmittel mit sehr hohem FODMAP-Gehalt vorübergehend nicht konsumiert werden, kann hingegen auch ohne eine detaillierte Ernährungsberatung erfolgen. Sofern ein solcher Versuch, der in Eigeninitiative aber nicht über vier bis sechs Wochen hinausgehen sollte, erfolgreich ist, kann diese Diät idealerweise in Begleitung mit einer Ernährungsberatung fortgesetzt oder sogar intensiviert werden.

Zur Orientierung, welche Nahrungsmittel reich und welche arm an FODMAPs sind, finden Sie Angaben auf den Seiten 152 und 153. Anhand dieser Tabellen können Sie für sich persönlich herausfinden, ob Sie möglicherweise in Ihrer eigenen Ernährung zu viele FODMAP-reiche Nahrungsmittel zu sich nehmen. In diesem Falle bietet es sich an, diese Nahrungsmittel versuchsweise zu reduzieren und auf Nahrungsmittel auszuweichen, die deutlich weniger FODMAPs enthalten. Die FODMAP-armen Ausweichnahrungsmittel finden Sie auf Seite 153.

Wie Sie erkennen, ist eine Aussage über den FODMAP-Gehalt von einzelnen Nahrungsmitteln sehr einfach. Schwieriger ist die Aussage bezüglich des FODMAP-Gehalts bei industriell gefertigten Nahrungsmitteln. Hier ist jedes Produkt einzeln zu betrachten, was erneut die Bedeutung einer qualifizierten Ernährungsberatung betont. Dennoch ist es anhand der Tabellen gut möglich, die eigene Ernährung bezüglich des FODMAP-Gehaltes zu verbessern. Bevor aber eine strengere FODMAP-Diät in Eigeninitiative oder nach Ernährungsberatung begonnen wird, sollten auf jeden Fall durch einen Arzt Nahrungsmittelunverträglichkeiten, -allergien oder andere Erkrankungen ausgeschlossen werden, die die Symptome erklären könnten, da es ansonsten zu einer Verschleppung der korrekten Diagnose kommen kann.

Soll ich viel trinken?

Patienten mit einem Reizdarmsyndrom vom Durchfalltyp sollen ausreichend trinken, sodass eventuelle Flüssigkeitsverluste zumindest ausgeglichen werden. Nur selten ist es notwendig, mehr als zwei bis drei Liter Flüssigkeit am Tag zu trinken.

Patienten mit einem Reizdarmsyndrom vom Obstipationstyp wird häufig empfohlen, viel zu trinken, da dies den Stuhlgang weicher machen würde. Dies ist wissenschaftlich bisher aber noch nicht nachgewiesen. Dennoch schadet es sicher nicht, auf eine ausreichende Flüssigkeitszufuhr zu achten. Eine übermäßige Flüssigkeitszufuhr wird nicht dazu führen, dass Ihr Stuhl weicher wird, sodass eine übermäßig gesteigerte Flüssigkeitszufuhr nicht empfohlen wird.

Wie Sie diese Flüssigkeit zu sich nehmen, ist Ihnen überlassen. Häufig wird empfohlen, Getränke mit Kohlensäure oder Koffein zu meiden. Diese Empfehlung betrifft aber eher den übermäßigen Konsum und nicht den normalen Umgang. Einigen Tees wird eine positive Wirkung auf die Magen-Darm-Funktion zugesprochen, hier können Sie sich in Reformhäusern und Apotheken beraten lassen.

Welche Nahrungsmittel sind empfehlenswert?

Nicht jeder möchte eine spezielle Diät für sein Reizdarmsyndrom beginnen und es ist auch nicht notwendig oder empfehlenswert, dass jeder eine spezielle Diät ausprobiert.

Von einigen Lebensmitteln ist bekannt, dass sie von Patienten mit einem Reizdarmsyndrom häufig besser vertragen werden. Auch hier gilt, dass eine breite, gesunde, abwechslungsreiche Auswahl vermutlich besser verträglich ist als eine Diät, die sich auf einzelne Nahrungsmittel beschränkt.

Nahrungsmittel, die bei Reizdarmsyndrom für gewöhnlich gut vertragen werden:

- Getränke: Wasser, Tee, Sojamilch
- Reis, Soja
- Nudeln (ohne Sauce)
- Fleisch: Fisch, Huhn, Truthahn, gekochter Schinken
- Eier: gekocht, pochiert
- Blattsalate mit Essig und Öl
- gekochtes Gemüse/Kartoffeln
- Marmelade, Gelee, Margarine
- Cornflakes, Haferflocken
- Vollkornbrot

Soll ich Kaffee, Alkohol und Zigaretten vermeiden?

Weder Kaffee noch Alkohol lösen ein Reizdarmsyndrom aus, sodass Kaffee und Alkohol in normaler Menge konsumiert werden können. Zigaretten haben auch keinen Einfluss auf das Reizdarmsyndrom, sind aber gesundheitsschädlich und sollten aus diesem Grunde vermieden werden.

Welche Nahrungsergänzungen sind sinnvoll, soll ich Vitamine oder Spurenelemente einnehmen?

Es ist nicht notwendig, bei einem Reizdarmsyndrom Nahrungsergänzungsmittel, Vitamine oder Spurenelemente zusätzlich aufzunehmen. Ein positiver Effekt dieser Maßnahmen ist nicht belegt.

Reizdarmsyndrom
Dies und Das

Darf ich Sport treiben?

Selbstverständlich dürfen und sollen Sie Sport treiben. Die regelmäßige sportliche Aktivität trägt dazu bei, Ihren Körper zu stärken und gesund zu bleiben. Dabei ist zunächst unerheblich, auf welche Art und Weise Sie Ihren Körper bewegen, wichtig ist, dass Sie es tun. Idealerweise bereitet Ihnen die von Ihnen gewählte Sportart auch Spaß und Freude, dann spricht einer dauerhaften Betätigung nichts entgegen. Welchen Sport Sie sich aussuchen, hängt von Ihrer generellen körperlichen Verfassung ab. Jede Bewegung tut Ihrem Körper gut. Angefangen vom regelmäßigen Spaziergang bis hin zu Ausdauersportarten ist prinzipiell jeglicher Sport geeignet. Dies gilt für Betroffene mit einem Reizdarmsyndrom ebenso wie für gesunde Personen. Mit einem Reizdarmsyndrom sollten Sie allenfalls darauf achten, dass Sie keine Sportart wählen, die mit zusätzlichem Stress wie z. B. Leistungsdruck verbunden ist. Wichtig ist, dass der von Ihnen gewählte Sport Ihren Körper stärkt, Ihre Lebensqualität steigert und keine zusätzliche Belastung ist. Sport, der keinen Spaß macht und der Sie stresst, wird Ihre Symptome eher verschlechtern und wird von den meisten deshalb auch nicht dauerhaft durchgeführt.

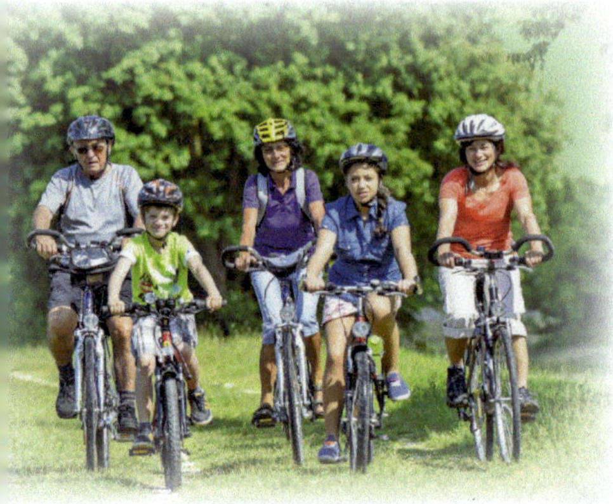

Functional Food: Was sind Probiotika, Präbiotika und Synbiotika?

Probiotika, Präbiotika und Synbiotika werden heutzutage gerne als Functional Food bezeichnet. Unter Probiotika versteht man lebensfähige Mikroorganismen, die unserem Körper zugeführt werden, und bei denen davon ausgegangen wird, dass sie unser Wohlbefinden und unsere Gesundheit fördern. Probiotika gibt es als Kapseln, dann werden sie zumeist Probiotika-Arzneimittel genannt. Sehr viel häufiger werden Probiotika Lebensmitteln zugesetzt. Solche Lebensmittel werden häufig probiotische Lebensmittel genannt. Bei Probiotika handelt es sich meistens um Bakterien. Für manche dieser Bakterien konnten die positiven Wirkungen gut belegt werden, für andere Bakterien werden positive Wirkungen lediglich vermutet. Die am häufigsten als Probiotika verwendeten Bakterien stammen aus der Gruppe der Laktobazillen oder Bifidobakterien. Eine genaue Auflistung der Probiotika, die bei einem Reizdarmsyndrom zur Anwendung kommen, finden Sie im Kapitel Behandlung.

Bei Präbiotika handelt es sich um Lebensmittelbestandteile, die unverdaulich sind. Bei Präbiotika wird davon ausgegangen, dass sie die Mikroorganismen in unserem Darm positiv beeinflussen und darüber positive Wirkungen auf unseren Organismus entfalten.

Synbiotika wiederum sind eine Mixtur aus Präbiotika und Probiotika, die verschiedenen Nahrungsmitteln zugesetzt werden. Hier geht man davon aus, dass sich die Wirkungen von Präbiotika und Probiotika in einer Kombination verstärken.

Insbesondere Probiotika sind zahlreich erhältlich und der Markt für Präbiotika wächst rasch. Für viele der medizinischen Probiotika gibt es auch Hinweise aus klinischen Studien, dass sie die Symptome, die bei einem Reizdarmsyndrom auftreten, verbessern können. Sowohl für Bauchschmerzen, Blähungen, Verstopfung und Diarrhö gibt es derartige Hinweise und in den klinischen Untersuchungen sind die Effekte auf die einzelnen Symptome gut untersucht. Da die verschiedenen Probiotika aber unterschiedliche Wirkungen haben, sollten Probiotika nicht ohne ärztlichen Rat eingesetzt werden. Vereinfacht gesagt: Wenn Sie das falsche Probiotikum für Ihr Symptom auswählen, können sich die Symptome sogar verschlimmern. Die Auswahl des geeigneten Probiotikums für Ihre speziellen Symptome sollte nicht ohne einen medizinisch Fachkundigen erfolgen.

Ob die positiven Wirkungen nur für medizinische Probiotika eintreten oder ob auch die probiotischen Lebensmittel eine positive Wirkung entfalten, ist aktuell unklar, sodass probiotische Lebensmittel bei Symptomen eines Reizdarmsyndroms möglicherweise ohne Wirkung sind. Ähnliches gilt für Präbiotika und Synbiotika, deren Wirkungen beim Reizdarmsyndrom nicht oder nicht ausreichend untersucht sind.

Seien Sie aber vorsichtig. Die Annahme, dass Probiotika, Präbiotika und Synbiotika, ebenso wie andere Nahrungsergänzungsmittel, keine Nebenwirkungen haben, ist falsch. In der medizinischen Fachliteratur finden sich zahlreiche Hinweise, dass durch die Einnahme solcher Produkte Mikrobiomprobleme wie Dünndarmfehlbesiedelung und Blähbauchbeschwerden erst entstehen. Eine Einnahme ohne Rücksprache mit dem Arzt wird also auch bei diesen Produkten nicht empfohlen.

Soll ich Rat suchen?

Viele Patienten mit einem Reizdarmsyndrom verzichten z. B. aufgrund von Schamgefühlen darauf, ärztliche Hilfe zu suchen. Das sollten Sie nicht tun. Wenn Sie Symptome haben, die zu einem Reizdarmsyndrom passen, sollten Sie aus mehreren Gründen ärztliche Hilfe aufsuchen. Zum einen kann tatsächlich ein Reizdarmsyndrom dahinter stecken, dann verschafft allein schon die Gewissheit eine erste Linderung, und mit verschiedenen Maßnahmen können Ihre Symptome möglicherweise sehr gut kontrolliert werden. Das vertrauensvolle Arzt-Patient-Gespräch ist Grundlage der Diagnose und Schamgefühle sind hier nicht angebracht. Sie sollten aber auch bedenken, dass Ihre Symptome auf eine andere Erkrankung hinweisen können. Auch zu dieser Beurteilung benötigen Sie unbedingt eine ärztliche Einschätzung. Vereinfacht gesagt: Wenn Sie Symptome haben und diese Symptome eine gewisse Zeit lang bestehen, sollten Sie auf jeden Fall ärztlichen Rat suchen.

Soll ich spezielle Kleidung tragen?

Im Prinzip dürfen Sie anziehen, was Sie wollen. Sie sollen sich in Ihrer Kleidung wohlfühlen und in Ihrer Kleidung soll es Ihnen weder zu kalt noch zu warm sein. Es empfiehlt sich darauf zu achten, dass Ihr Bauch genügend Platz hat und nicht eingeengt wird. Denn Ihr Bauch braucht Raum zum Arbeiten und Platz sich auszudehnen. Also bitte keine engen oder einschnürenden Kleidungsstücke. Auch ein Gürtel sollte keinesfalls zu eng sein, sonst ist der Weg für die Nahrung und die Darmgase nach unten tatsächlich abgeschnürt. Lockere Kleider und alternativ auch mal ein Hosenträger, das sind Bekleidungsstücke, die auch Ihrem Bauch und damit Ihrem Darm Raum zum Arbeiten und Atmen lassen.

Wie soll ich mich im Urlaub verhalten?

Im Urlaub wollen Sie sich erholen und es spricht prinzipiell nichts dagegen, dass Sie verreisen wie jeder andere auch. Es bietet sich aber an, dass Sie sich schon bei der Urlaubsplanung ein paar Gedanken machen. Mit einfachen Überlegungen können Sie Ihren Urlaub so gestalten, dass Sie und Ihr Körper sich wohlfühlen.

Wenn langes Sitzen eine Qual ist, dann ist das Flugzeug, ein Auto oder ein Bus wahrscheinlich nicht das geeignete Verkehrsmittel und Ihre Wahl sollte eher auf den Zug fallen, in dem Sie aufstehen können, sooft Sie wollen. Wenn Ihr Hauptproblem der häufige Stuhldrang oder der sich nur kurzfristig ankündigende Stuhldrang ist, ist das eigene Auto die beste Lösung, da können Sie anhalten, wann immer Sie wollen oder Sie benutzen einen Zug, auch hier ist die persönliche Freiheit groß.

Falls Sie unbedingt ein Flugzeug benutzen möchten, dann reservieren Sie am besten einen Sitzplatz am Gang und wenn möglich toilettennah. Mit solch einem Sitzplatz müssen Sie nicht zwei bis drei andere Mitreisende bitten aufzustehen und Sie brauchen sich auch keine Sorgen machen, nicht rechtzeitig zur Toilette zu gelangen. In einem Flugzeug werden Blähungen und Bauchschmerzen stärker empfunden. Das liegt daran, dass beim Start bis zum Erreichen der Reiseflughöhe der Kabinendruck abgesenkt wird, auf in etwa den Luftdruck, der in 2500 m über Meereshöhe herrscht. Dieses Absenken senkt den Luftdruck und Luft – und eben auch Darmgas – dehnt sich aus, was dazu führt, dass man vermehrt gebläht ist und vermehrt unter Blähungsschmerzen leidet. Zusätzlich findet diese Luftdruckabsenkung statt, wäh-

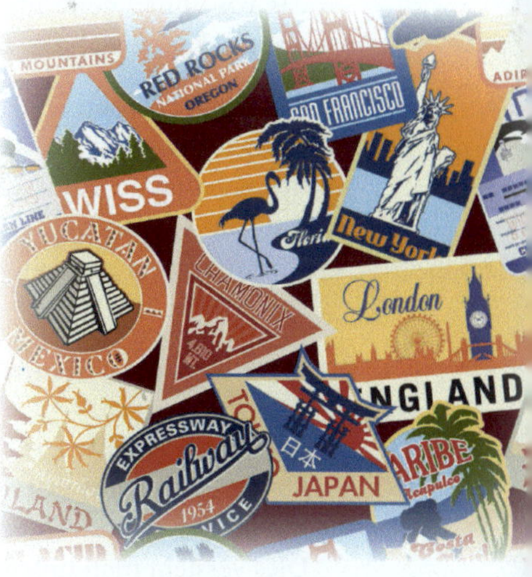

rend Sie sitzen, sodass das nun ausgedehnte Darmgas den Darm nur schwer verlassen kann. Sie können sich darauf vorbereiten, indem Sie schon 24 Stunden vorher keine blähenden Speisen mehr zu sich nehmen und am Flughafen und auf dem Flug auf kohlensäurehaltige Getränke verzichten. Versuchen Sie am besten während des Starts und während des Fluges Darmgas entweichen zu lassen. Darmgas das heraus ist, kann Sie nicht mehr drücken.

Ansonsten gelten für Sie auf Reisen die gleichen Empfehlungen wie für alle Reisenden. Bei der Nahrungsmittel- und Restaurantauswahl auf den hygienischen Standard achten und ein zweifelhaftes Restaurant lieber meiden. Im Englischen heißt es „peel it, cook it or leave it", was übersetzt bedeutet, schäle es, koche es oder lass es liegen. Zu Ihrer eigenen Sicherheit sollten Sie sich daran halten und bei Getränken darauf achten, dass Getränke nur aus verschlossenen Flaschen stammen. Wenn Sie etwas nicht kennen, aber eine empfindliche Verdauung haben, dann ist es besser, Sie machen ein Foto, lassen das Nahrungsmittel aber lieber liegen.

Wenn Sie einen speziellen Diätplan verfolgen und diesen auf Ihrer Reise nicht unterbrechen wollen, dann haben Sie die Möglichkeit, Ihren Urlaub in Ländern mit westlichem Lebensstil zu verbringen oder, falls es Sie woanders hinzieht, bei der Buchung darauf zu achten, dass das von Ihnen gewählte Hotel zumindest einen westlichen Küchenstandard anbietet – dann dürften spezielle Diäten fortführbar sein.

Falls es auf Reisen wider Erwarten zu einer Situation kommt, in der Sie das Gefühl haben, nichts zu vertragen, aber auch nicht schnell genug von diesem Ort wegkommen, dann weichen Sie als Notfallernährung auf gekochten, weißen Reis – ohne alles – aus, denn weißer Reis wird für gewöhnlich gut vertragen.

Was versteht man unter Stuhlhygiene?

Gerade für Patienten mit einem Reizdarmsyndrom ist es wichtig, sich für den Stuhlgang ausreichend Zeit zu nehmen, auf einen regelmäßigen Stuhlgang zu achten und den Stuhlgang nicht zu unterdrücken. Dies versteht man unter dem Begriff Stuhlhygiene. Für Patienten mit

Verstopfung ist es wichtig, nicht unter Zeitdruck auf die Toilette zu gehen, um noch mehr zu pressen, sondern durch ausreichende Zeit und Entspannung auf das Pressen zu verzichten. Auch sollten Sie darauf achten, sofern Sie das Gefühl verspüren auf die Toilette zu müssen, dieses Gefühl wahrzunehmen und den Stuhldrang auf keinen Fall zu unterdrücken.

Habe ich ein erhöhtes Darmkrebsrisiko?

Für das Reizdarmsyndrom gibt es große epidemiologische Studien zum langfristigen Verlauf der Erkrankung. Diese Studien schließen auch die Lebenserwartung und mögliche schwerwiegende Folgeerkrankungen ein. Für das Reizdarmsyndrom gibt es nach aktuellem Wissensstand keinen Hinweis auf schwerwiegende Folgeerkrankungen, also auch nicht auf ein erhöhtes Darmkrebsrisiko.

Reizdarmsyndrom
Weitere Hilfen

Was sind Selbsthilfegruppen?

Das Reizdarmsyndrom wird von vielen als Tabuthema angesehen. Daher ist es nicht einfach, geeignete Gesprächspartner zu finden, die für die eigenen Sorgen und Nöte ein Ohr haben, die ausreichend Verständnis aufbringen und darüber hinaus hilfreiche Empfehlungen abgeben können. Selbsthilfegruppen sind lose Zusammenschlüsse von Betroffenen, die sich in regelmäßigen oder unregelmäßigen Abständen treffen, zum Beispiel einmal im Monat.

In Selbsthilfegruppen profitieren idealerweise alle vom Austausch untereinander und von der Erfahrung und Diskussion mit Betroffenen, die schon länger an einem Reizdarmsyndrom leiden. Wenn Sie sich nicht sicher sind, ob eine Selbsthilfegruppe etwas für Sie ist, dann probieren Sie es einfach aus und gehen zu solch einem Treffen. Was hindert Sie daran? Im Anhang zu diesem Ratgeber finden sich Adressen und Hinweise, wie Sie Selbsthilfegruppen in Ihrer Nähe finden können.

Was sind Foren und Blogs?

Foren und Blog sind Internetseiten zu bestimmten Fragestellungen. Es gibt offene und geschlossene Foren und Blogs, d. h. Seiten auf denen man stöbern und lesen kann und Seiten, auf denen man selbst Kommentare oder Fragen hinterlassen kann. Häufig, aber nicht immer, ist eine Registrierung notwendig. Foren und Blogs gibt es zu unterschiedlichsten Themen, auch zum Thema Reizdarmsyndrom. Hier finden sich Informationen zu speziellen Fragen im Zusammenhang mit dem Reizdarmsyndrom, es finden sich aber auch persönliche Berichte von Betroffenen, Tipps und Hinweise im Zusammenhang mit ihrer Erkrankung. Foren und Blogs sind sehr gut geeignet, sich generell zu informieren und mit anderen Personen, die sich ähnliche Fragen stellen, in Kontakt zu treten. Sie sollten aber im Hinterkopf behalten, dass Foren und Blogs aus persönlichen Einzelmeinungen bestehen, daher nicht jede Information auch tatsächlich korrekt ist. Dennoch ist das Internet gut geeignet, um sich zu informieren, sodass Sie im Anhang zu diesem Ratgeber wichtige Internetadressen von Foren und Blogs im Zusammenhang mit dem Reizdarmsyndrom aufgelistet finden.

Können Hausmittel helfen?

Selbstverständlich können Ihnen auch Hausmittel helfen. All diese traditionell überlieferten Maßnahmen sind zwar nicht in klinischen Studien untersucht, haben sich aber gut bewährt und können bedenkenlos probiert werden. Als Hausmittel eignen sich Tees, denen entspannende und entblähende Wirkungen nachgesagt werden.

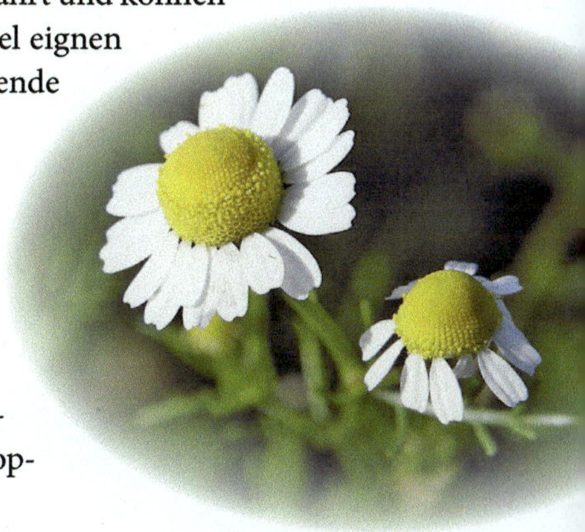

Wenn Sie eine Wärmeflasche oder ein Wärmekissen nutzen, achten Sie bitte darauf, dass diese nicht zu heiß sind und nicht zu lange angewendet werden, um Schäden an der Haut zu vermeiden. Kreisenden Bauchmassagen im Uhrzeigersinn wird ein positiver Einfluss bei Bauchschmerzen und Verstopfung nachgesagt.

Krampflösende und entblähende Teesorten

- Fenchel
- Pfefferminz
- Kümmel
- Anis
- Kamille
- Baldrian

Reizdarmsyndrom
Anhang

Die 12 wichtigsten Tipps

- Übernehmen Sie eine aktive Rolle im Management Ihrer Gesundheit.
- Informieren Sie sich über Ihre Erkrankung und die Behandlung.
- Arbeiten Sie mit Ihrem Arzt zusammen.
- Nehmen Sie die Medikamente so ein, wie Sie es mit Ihrem Arzt besprochen haben.
- Ernähren Sie sich gesund und essen Sie regelmäßig.
- Vermeiden Sie es, die Symptome auf bestimmte Nahrungsmittel zu schieben, sofern der Zusammenhang nicht sehr offensichtlich ist.
- Trinken Sie ausreichend.
- Schlafen Sie ausreichend.
- Führen Sie ein aktives, sportliches Leben.
- Finden Sie heraus, welche Veränderungen Ihres Lebensstils und welche nicht medikamentösen Maßnahmen Ihnen helfen, Ihre Symptome im Griff zu bekommen.
- Vermeiden Sie Stress und andere Situationen, die Ihre Symptome auslösen oder verschlimmern.
- Suchen Sie Unterstützung in einer Selbsthilfegruppe, wenn es Ihnen gut tut.

Nützliche Adressen für weitergehende Informationen

Deutsche Gesellschaft für Gastroenterologie, Verdauungs- und Stoffwechselkrankheiten e. V.
Geschäftsstelle: Olivaer Platz 7, 10707 Berlin
Tel. 030 319831-5000
www.dgvs.de
Veranstaltungshinweise und aktuellste Versionen der Behandlungsleitlinien.

FODMAP-Info
Deutschsprachiger Internetauftritt für fachlich fundiertes und aktuelles Wissen zur FODMAP-Diät.
www.FODMAP-Info.de

International Foundation of Functional Gastrointestinal Disorders (IFFGD)
www.iffgd.org
Englischsprachiger Internetauftritt der IFFGD, einer Patientenorganisation, die auch Informationen zum Reizdarmsyndrom beinhaltet. Hier finden sich insbesondere aktuelle Informationen zu wissenschaftlichen Neuerungen beim Reizdarmsyndrom und Hinweise zu aktuellen klinischen Studien und zukünftigen Medikamenten.

MAGDA, das Patientenforum der Deutschen Gesellschaft für Neurogastroenterologie und Motiliät e. V. (DGNM) für Magen-Darm-Störungen
MAGDA, DGNM-Geschäftsstelle, Gastro-Haus
Olivaer Platz 7, 10707 Berlin
www.neurogastro.de/magda.html
Informationen über funktionelle Darmerkrankungen, das Reizdarmsyndrom und Hinweise auf Patientenveranstaltungen wie zum Beispiel den Reizdarm-Tag in verschiedenen Regionen Deutschlands.

Arbeitsgemeinschaft der Wissenschaftlichen Medizinischen Fachgesellschaften e. V. (AWMF)
www.awmf.org
Aktuelle fächerübergreifende Diagnostik- und Behandlungsleitlinien der Deutschen Fachgesellschaften.

Gesellschaft für Pädiatrische Gastroenterologie und Ernährung e. V.
Klinikum Stuttgart, Olgahospital
Kriegsbergstraße 62, 70174 Stuttgart
Tel. 030 27582345, Dienstag bis Freitag von 12–17 Uhr
www.gpge.de
Informationen über Reizdarmsyndrom bei Kindern, spezielle Hinweise für Eltern betroffener Kinder und Hinweise zu Selbsthilfegruppen.

Deutsche Gesellschaft für Ernährung e. V. (DGE)
Godesberger Allee 18, 53175 Bonn,
Tel. 0228 3776-600
www.dge.de
Informationen zu gesunder Ernährung, Ernährung bei Unverträglichkeiten und zahlreiche Hinweise zur Ernährung unter verschiedensten Gesichtspunkten.

Deutsches Ernährungsberatungs- und -informationsnetz
www.ernaehrung.de
Auf dieser Seite finden Sie Hilfreiches und Erklärendes zur Ernährung, verschiedene Austauschtabellen für Lebensmittel sowie zahlreiche Rezepte zur Ernährung bei verschiedensten Unverträglichkeiten.

Nützliche Adressen und Links zu Selbsthilfegruppen

Deutsche Reizdarmselbsthilfe e. V.
Postfach 700218, 60552 Frankfurt am Main
Tel. 069 71377886, 01805 896106
www.reizdarmselbsthilfe.de
Größter deutschsprachiger Reizdarmselbsthilfeverein. Auf der Internetseite zahlreiche Informationen über den Reizdarm, über aktuelle

Forschung und aktuelle Veranstaltungen. Herausgeber der Zeitschrift Darm-Vital, die viermal im Jahr erscheint.

Österreichische Patienteninitiative Reizdarm (ÖPRD)
Vorgartenstraße 145-157, A-1020 Wien
Tel. 0043 (0)1 212049014, Mittw. 16–18 Uhr
www.reizdarm-selbsthilfe.at

Selbsthilfe Schweiz
Dachverband der Schweizer Selbsthilfeorganisationen
Laufenstrasse 12, CH-4053 Basel
Tel. 0041 (0)61 3338601
www.selbsthilfeschweiz.ch

Internet-Foren zum Reizdarmsyndrom

Magendarm-Forum
https://www.magendarm-forum.de/reizdarmsyndrom.html
Größtes deutschsprachiges Reizdarmforum mit vielen aktuellen Informationen im Zusammenhang mit dem Reizdarmsyndrom. Erwähnenswert ist der Arzt-Finder für Reizdarmspezialisten.

The IBS Page
www.ibspage.com/
Umfassender englischsprachiger Internetauftritt mit vielen Hinweisen zu Blogs und Seiten, die von Patienten mit Reizdarmsyndrom erstellt worden sind.

Irritable Bowel Syndrome Self Help and Support Group
www.ibsgroup.org
Englischsprachiger Internetauftritt mit zahlreichen Informationen zur Erkrankung und Behandlung. Zusätzlich zahlreiche verschiedene Blogs und Foren, in denen man sich informieren kann.

EURO-WC-Schlüssel

Auf Initiative des Clubs Behinderter und ihrer Freunde (CBF) in Darmstadt wurde 1986 zunächst in Deutschland und in weiteren Schritten in ganz Europa ein einheitliches Schließsystem in behindertengerechten sanitären Einrichtungen geschaffen. Die meisten Autobahn- und Bahnhofstoiletten und zusätzlich viele öffentliche Toiletten in Einkaufszentren, Behörden, Museen oder anderen öffentlichen Räumen sind inzwischen mit dem einheitlichen Schließsystem ausgestattet.

Der Euro-WC-Schlüssel erlaubt einen kostenlosen und selbstständigen Zugang zu behindertengerechten, öffentlichen Toiletten. Inzwischen schließt dieser Schlüssel an mehr als 12 000 Toiletten. Der Euro-WC-Schlüssel wird in Deutschland vom CBF (20 EUR), in Österreich vom Österreichischen Behindertenrat (kostenlos) und in der Schweiz von Eurokey (25 CHF) vertrieben. Ein Verzeichnis der angeschlossenen Toiletten ist bei den ausgebenden Stellen erhältlich, für Deutschland sind die Adressen in der Broschüre „Der Locus", die mit dem EURO-WC-Schlüssel bezogen werden kann, aufgelistet.

Damit der Schlüssel ausschließlich an Menschen ausgehändigt wird, die auf die Toiletten angewiesen sind, wird bei chronischen Darmleiden ein ärztlicher Nachweis verlangt, aus dem die Erforderlichkeit hervorgeht.

Koordinierende Stellen

Clubs Behinderter und ihrer Freunde (CBF)
64293 Darmstadt, Pallaswiesenstraße 123a

Koordinationsstelle Eurokey Schweiz
4153 Reinach, Aumattstraße 70

Österreichischer Behindertenrat
1100 Wien, Favoritenstraße 111/11

Stichwortverzeichnis

A

Akupunktur 128
Alkohol 156
Allergischer Schock 80
Allodynie 33
Aloe vera 122
Alter 5
Alternative Therapien 125
Amylase-Trypsin-Inhibitoren (ATI) 76
Ängste 130
Antibiotika 84, 118
Antidepressiva 113
Arzt-Patient-Gespräch 56, 160
Atemtest 68
  13C-Oktansäure 71
  Fruktose 69
  Glukose 69, 84
  Laktose 69, 78
  Laktulose 69
  Sorbit 69
Autogenes Training 136

B

Bakterielle Fehlbesiedelung 83
Ballaststoffe 17, 107
  lösliche 107
  unlösliche 107
Bauchfellentzündung 97
Bauchkrämpfe 25
Bauchschmerzen 2, 23, 24, 25
Bauchspeicheldrüse 82
Bauchspeicheldrüsenentzündung 82
Bauchspeicheldrüsenenzyme 83
Beckenboden-Dysfunktion 95
Bedarfsmedikation 120
Behandlungsformen 99, 100
  alternative 125
  Basistherapie 100
  komplementäre 125
  schrittweises Vorgehen 104
  spezielle Therapie 105
  Standard 105
  symptomabhängige 100, 103
  symptomatische 19
  symptomunabhängige 100
  Ziele 102, 106
Behinderung 53
Bewegungstherapien 130
Biofeedback-Training 95
Biopsie 60
Blähungen 2, 17, 23, 24, 26
Blinddarm (Appendix) 13
Blogs 166
Blutuntersuchung 58, 65
Brechdurchfall 87
Bristol-Stuhlformenskala 57
Brustschmerz 22

C

Chronisch entzündliche Darmerkrankungen (CED) 88
Chronisches Erschöpfungssyndrom 6
Colitis ulcerosa 6, 37, 88
Computertomografie 66

D

Darm
  Aufbau 13, 14
  Bakterien 15
  Darmzotten 15
  Funktion 13, 18
  sensibler 33
  Überempfindlichkeit 34
Darmdivertikel 96
Darmentleerungsuntersuchung, radiologische 67
Darmentzündung 68
Darmflora 15
  Funktion 16
Darmfloratransfer 138
Darmgase 17, 24, 26
Darmhirn 18
Darmhypnose 132
Darmkrebsrisiko 163
Darmkrebsvorsorge 60
Darmnervensystem 18
Darm-Ökogramm 71
Darmpassagezeit 32
Darmreinigung 61
Darmspiegelung 52, 59, 85, 89, 93
Darmspülung 129
Dauermedikation 120
Defäkografie 67
Depression 6
Diagnose 27, 55
Diarrhö s. Durchfallerkrankung
Diäten 145
Dickdarm 12
Dickdarmentzündung 85
Divertikulitis 97

Divertikulose 96
Dünndarm 12
  bakterielle Fehlbesiedelung 83
Dünndarmmotilität 63
Dünndarm-Transitzeit 69
Duodenalstenose 70
Duodenum 12
Durchfallerkrankung (Diarrhö) 2, 23, 24
  akute 38, 90
  chronische 90
  idiopathische 91
  osmotische 90
  sekretorische 90
Dyspepsie 5, 6, 22

E
Einheimische Sprue 74
Eiweiß 17
Eliminationsdiäten 144
Endometriose 47
Endoskop 59, 64
Enteritis, akute 38
Enterochromaffine (EC) Zellen 18
Enterohepatischer Kreislauf 81
Entleerungsstörung, Darm 94
Entleerungsuntersuchung, radiologische 93
Entspannungstechniken 137
Enzyme 12
Erkrankung, Nicht-Akzeptieren 101
Erkrankung, Vergangenheit 37
Ernährung 139
  gesunde 145
Ernährungsberatung 75, 76, 79, 81, 126, 142, 147, 154
Ernährungs-Symptom-Tagebuch 81, 142, 143

F
Fettsäuren 17
Fibromyalgie 6
Flatulenz 17, 26
FODMAP 148
  Gehalt 149
FODMAP-arme Ausweichnahrungsmittel 154
FODMAP-Diät 140, 145, 147, 148, 151
FODMAP-freie Diät 148
Foren, Internet 166
Fragebogen 56
Fruktane 150
Fruktose 149, 150
Fruktoseintoleranz 78
  intestinale 78
Fruktosemalabsorption 78
Functional Food 158

G
Galaktane 150
Gallenblasenschmerzen 22
Gallensäuremalabsorption 81
Gallensäurenverlustsyndrom 38
Gastritis 69
Gastroenteritis 87
Gastrokolischer Reflex 141
Gastroparese 70
Gastroskopie 64
Gewebeprobe 60
Gluten 74
Glutenfreie Diät 75, 76
Glutensensitivität 75
Glutenunverträglichkeit 75
Guanylatzyklase-C-Aktivator 116

H
Häufigkeit, Reizdarmsyndrom 4
Hausmittel 167
Helicobacter pylori 69
Hirn-Darm-Achse 18
Hyperalgesie 33

I
Ileozökalklappe 13
Ileum 12
Immunsystem 16
Immunzellen 18
Indischer Flohsamen 108
Internationale Apotheke 123
Internet
  Blogs 166
  Foren 166
Irritable bowel syndrome (IBS) 3

J
Jejunum 12

K
Kaffee 156
Kalorienreduzierte Lebensmittel 79
Kapselendoskopie 63
Kernspintomografie 67
Kinder, Reizdarmsyndrom 7
Kinderwunsch 50
Kleidung, spezielle 160

Kloß im Hals 22
Kognitive Verhaltenstherapie 132
Kolitis
  kollagene 86
  lymphozytäre 86
  mikroskopische 85
Kolon-Hydrotherapie 129
Kolon-Transit-Test 67, 93
Koloskopie 59
Kopfschmerzen 6
Körperliche Aktivität 106
Körperliche Untersuchung 58
Kortisontabletten 86
Kotsteine 97
Krankheitsverständnis 46, 100
Kräutertherapie 127
Kriterien, Reizdarmsyndrom 2
Krummdarm 12

L
Laktase 77
Laktose 76, 149, 151
Laktosefreie Diät 78
Laktoseintoleranz 76
Langzeitremission 37
Laxanzien
  isoosmotische 115
  stimulierende 115
  zuckerhaltige 115
Lebensmittelallergie 80
Lebensstil, Anpassung 126
Leerdarm 12
Leitlinien 3, 22, 59
Leitsymptome 2, 103, 105
Linaclotid 117

M
Magen-Darm-Erkrankungen
  begleitende 5
  funktionelle 22
Magen-Darm-Grippe 87
Magenentleerungs-Atemtest 71
Magenentleerungsszintigrafie 70
Magenentleerungstest 70
Magenentleerungszeit 63
Magen, Funktion 11
Magenkrämpfe 64
Magenlähmung 70
Magenschleimhautentzündung 69
Magenschmerzen 64
Magenspiegelung 64
Manometrie 93
Mastdarm 13
  Untersuchung 93
Medikamente 36, 104, 110
  Bauchkrämpfe 111
  Bauchschmerzen 111
  Bedarfsmedikation 120
  Blähungen 117
  Dauermedikation 120
  Durchfall 110
  Einnahmevorschriften 121
  in Entwicklung 123
  Kinder 122
  Nebenwirkungen 118
  Verstopfung 114
  Wirkungen 121
Menstruationszyklus 47
Menthol 121
Meteorismus 26
Milchzuckerunverträglichkeit 76
Morbus Crohn 6, 37, 82, 88
Motilität, Darm 32

N
Nahrungsergänzungen 156
Nahrungsmittel
  viele FODMAPs 152
  wenige FODMAPs 153
Nahrungsmittelintoleranz 80
Nahrungsmittelunverträglichkeit 146
Nebensymptome 105

O
Oberbauchsonografie 66
Obstipation s. Verstopfung
Ösophago-Gastro-Duodenoskopie 64

P
Pankreatitis 82
Peritonitis 97
Pfefferminzöl 121
Pflanzliche Präparate 122
Physiotherapie 95, 130
Phytopharmaka 112
Plantago ovata 108
Polymedikation 119
Polyole 150
Postinfektiöses Reizdarmsyndrom 37, 38
Präbiotika 158, 159
Probiotika 108, 112, 158
Probiotische Lebensmittel 108
Prokinetika 115

Psychiatrische Behandlung 130
Psychiatrische Erkrankungen 42
Psychologische Behandlung 130
Psychopharmaka 42
Psychosomatische Behandlung 130
Psychotherapie 131
Pylorusstenose 70

R
Refluxerkrankung 5, 6
Reise
  Auto 161
  Bahn 161
  Flugzeug 161
Reizdarmdiät, spezielle 144
Reizmagen 5, 22
Rektoskopie 93
Rektum 13
Restaurant 162
Rom-Kriterien 27
Röntgenuntersuchung 66

S
S3-Leitlinie Reizdarmsyndrom 103
Schlaf 136
Schmierinfektion 87
Schwangerschaft 48, 50
  Medikamente 50
Selbsthilfegruppen 166
Sexualleben 48
Sexuelle Funktionsstörungen 48
Sodbrennen 5, 22, 64
Sorbit 79
Sorbitintoleranz 79
Spasmolytika 111, 112
Sport 158
Standard-Schmerzmittel 114
Stillzeit 49
Stress 126, 130, 133
Stress- und Angstbewältigung, Maßnahmen 134
Stressreduktion, achtsamkeitsbasierte 137
Stressvermeidung, Tipps 135
Stuhlgang 28, 29
Stuhlhygiene 162
Stuhluntersuchung 58, 68
Symptome 2, 23, 26, 29
Synbiotika 158, 159

T
Tagebuch 134, 144
Teesorten
  entblähende 167
  krampflösende 167
Tipps, wichtigste 171
Traditionelle Chinesische Medizin 127
Transportgeschwindigkeit, Darm 67
Triggerfaktoren 39
Trinkmenge 154
Tröpfcheninfektion 87

U
Überempfindlichkeit des Darmes 33
Ultraschalluntersuchung 59, 65
Umweltfaktoren 36
Urinuntersuchung 65
Urlaub 161
Ursachen 32
  genetische 35

V
Verdauungstrakt 10, 11
Vererbung 49
Verhalten
  Angehörige 46
  Betroffene 47
Verlaufsformen 24
  Blähtyp 24
  Diarrhötyp (RDS-D) 24
  Mischtyp (RDS-M) 24
  Schmerztyp 24
  Verstopfungstyp (RDS-O) 24, 92
Verstopfung 2, 18, 23, 24, 91
  anorektale 92
  idiopathische 92
  kologene 92
Verstopfung, chronische 91
Viszerale Hypersensitivität 33

W
Wärmeflasche 167
Weizenallergie 76
Weizenkleie 108
Weizensensitivität 76

Z
Zigaretten 156
Zöliakie 74
Zwölffingerdarm 12

Wichtige Fachausdrücke für Patienten erklärt

Abdominell	den Bauch betreffend
Abszess	abgekapselte Eiteransammlung
Allergie	Abwehrreaktion gegen normalerweise harmlose Antigene, z. B. Nahrungsmittel
Allodynie	gesteigerte Schmerzempfindlichkeit
Antibiotikum	Medikament, das gegen Bakterien wirkt
Antigen	Substanzen, die eine Immunabwehr auslösen und gegen die der Körper Antikörper bildet
Antikörper	Eiweiße, die im Rahmen der Abwehrfunktion gebildet werden
Appendix	Blinddarm
Autoantikörper	Antikörper gegen körpereigene Strukturen
Autoimmunerkrankung	Erkrankung, bei der Antikörper gegen körpereigene Strukturen gebildet werden
Colitis ulcerosa	chronische Dickdarmentzündung mit blutigen Durchfällen
Computertomografie, CT	Röntgenuntersuchung im Schichtbildverfahren
Darmflora	Gesamtheit der Darmbewohner; Darmbakterien
Darmkontraktion	einzelne einschnürende Muskelkontraktionen der Darmwand
Darmmotilität	Bewegungsfähigkeit des Darmes, die den Transport des Speisebreis ermöglicht
Darmpassagezeit	Dauer, die ein Nahrungsmittel im Darm verbleibt
Darmperistaltik	Bewegungen des Darmes, die den Speisebrei transportieren
Defäkografie	Röntgenuntersuchung der Stuhlentleerung
Diarrhö	Durchfall
Divertikel	Ausstülpung der Darmwand
Divertikulitis	Entzündung von Divertikeln
Divertikulose	Ausbildung von zahlreichen Divertikeln im Dickdarm
Duodenum	Zwölffingerdarm
Dyspepsie	Reizmagen
Eliminationsdiät	Nahrungsmittel-Ausschlussdiät
Endometriose	Erkrankung der Gebärmutterschleimhaut
Endoskop, Endoskopie	Spiegelung von Hohlorganen wie z. B. Dickdarm, Magen mit einer schlauchartigen Kamera, dem Endoskop, von innen

Wichtige Fachausdrücke für Patienten erklärt

Morbus Crohn	chronische Darmentzündung, benannt nach dem Arzt Burrill Crohn
Obstipation	Verstopfung
Off-Label-Präparat	zugelassenes Medikament, welches für die Behandlung von Symptomen verwendet wird, die nicht mit der eigentlichen Zulassung abgedeckt sind
Ösophago-Gastro-Duodenoskopie	Spiegelung von Speiseröhre, Magen und Zwölffingerdarm
Ösophagus	Speiseröhre
Pankreas	Bauchspeicheldrüse
Pankreatitis	Entzündung der Bauchspeicheldrüse
Peritonitis	Bauchfellentzündung
Phytotherapeutikum	aus Pflanzen gewonnenes Heilmittel
Polyp	Schleimhautgeschwulst, zumeist im Dickdarm
Präbiotika	Nahrungsergänzungsmittel aus nicht verdaubaren Bestandteilen, die die Aktivität oder das Wachstum der Darmbakterien positiv beeinflussen sollen
Probiotika	Nahrungsergänzungsmittel aus lebensfähigen Mikroorganismen
Refluxerkrankung	Rückfluss von Magensäure in die Speiseröhre, Sodbrennen
Rektozele	Aussackung der Mastdarmwand
Rektum	Mastdarm
Sensitivität	Überempfindlichkeit gegen normalerweise harmlose Substanzen
Sonografie	Ultraschalluntersuchung
Spasmolytikum	krampflösende Arzneimittel (gegen Darmkrämpfe gerichtet)
Stenose	krankhafte Verengung des Darms
Synbiotika	Nahrungsergänzungsmittel, in denen Probiotika und Präbiotika kombiniert werden
Viszerale Hypersensitivität	gesteigerte Sensitivität von Magen und Darm

Mehr Infos zum Thema FODMAP-Diät
finden Sie auf

www.fodmap-info.de

Impressum

Die Deutsche Nationalbibliothek verzeichnet diese Publikation in der Deutschen Nationalbibliografie. Detaillierte bibliografische Daten sind unter http://dnb.d-nb.de abrufbar.

ISBN 978-3-86371-354-6

3. Auflage

Grafinger Str. 31, 81671 München
post@zuckschwerdtverlag.de

Aus Gründen der besseren Lesbarkeit wird teilweise auf die gleichzeitige Verwendung männlicher und weiblicher Sprachformen verzichtet.

Druck und Bindung:
Elanders GmbH
D-71332 Waiblingen
Printed in Germany
Dieses Buch ist auch als E-Book erhältlich.

Abbildungsverzeichnis

Titelseite: © George Rudy – shutterstock.com
Icons Zwischentitel: INCORS GmbH

S. 10, 12, 14, 60. Ingrid Schobel, München
S. 61, 64, 67, 68, 84, 85, 89, 94, 96, 137, 143; Endoskopische Bilder: Martin Storr, Klinikum Großhadern der LMU München; Radiologische Bilder: Radiologie Klinikum Großhadern der LMU München
S. 63 Verwendung mit freundlicher Genehmigung der Given Imaging Ltd.
S. 86 Stefan Urbanski, Universität Calgary, Kanada
S. 108 Verwendung mit freundlicher Genehmigung der Dr. Falk Pharma GmbH.

S. 17	Henrik Jonsson – Istockphoto
S. 35	GettyImages
S. 36	Medical concept – Istockphoto
S. 39	GettyImages
S. 42	JPC-PROD – Fotolia
S. 49	Subbotina Anna – Fotolia
S. 51	Oksana Kuzmina – Fotolia
S. 52	detailblick – Fotolia
S. 56	endostock – Fotolia
S. 57	Kyle Thompson – wikimedia.org
S. 65	Klaus Eppele – Fotolia
S. 70	Dr. Patricia Fields, Dr. Collette Fitzgerald –wikimedia.org
S. 74	Merbalge – wikimedia.org
S. 77	Kadmy – Fotolia
S. 78	Olga Lyubkin – Fotolia
S. 81	bruissa –Fotolia
S. 83	pixdesign123 – Fotolia
S. 87	Morguefile
S. 121	unpict.com Paul Schwarzl – Fotolia
S. 130	Maygutyak – Fotolia
S. 133	WavebreakmediaMicro – Fotolia
S. 152	Brot: Gina Sanders – Fotolia; Honig: Anton Ignatenco – Fotolia; alle anderen: Morguefile
S. 153	Obststeller: Quade – Fotolia; alle anderen: Morguefile
S. 158	Alexander Rochau – Fotolia
S. 161	PrintingSociety – Fotolia.com
S. 167	wikimedia.org